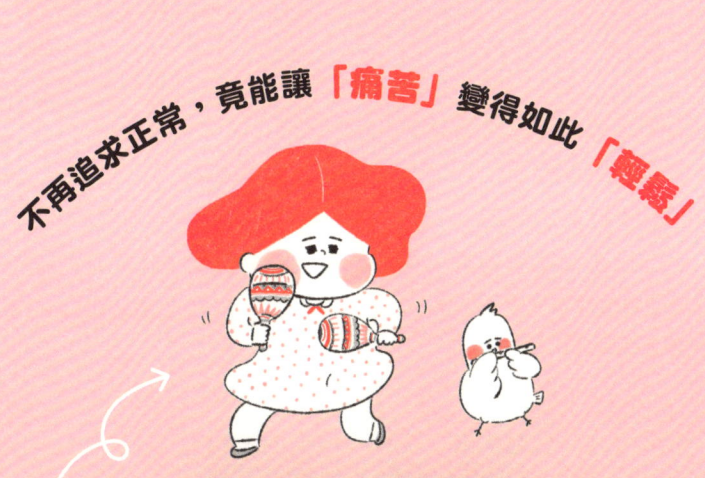

不再追求正常，竟能讓「痛苦」變得如此「輕鬆」

# 告別內耗！
# ADHD型人
# 重拾自信的七堂課

臨床心理師
中島美鈴

楓葉社

## 前言

即便已經過了二十多年，
當年意識到自己「可能有ADHD」的衝擊感，
仍令我難以忘懷。
那是我在圖書館翻閱《片づけられない女たち》
（無法整理的女人們，暫譯／薩里・索登著／WAVE出版）
這本書時發生的事。

原來如此。那些失敗、失言、搞砸的曾經，
原來都是出自於這個原因！
一切線索都串連在一起，我也終於搞懂了。

當時ADHD這個名詞才剛為大眾所知。
大家多半認為這是「小孩的問題」，
許多人聽到ADHD都會聯想到頑皮的小男生。
一直到最近，大眾才開始認知到
女生和男生罹患ADHD的人數相當，
且許多成人女性同樣深受ADHD症狀所苦。

後來我成了專門研究認知行為療法的臨床心理師。
並投入成人ADHD認知行為團體治療計畫的研究與實踐。

我遇到許多人，常被質疑：
「妳明明是女孩子，為什麼那麼邋遢？」「又忘東忘西了？」
「怎麼又遲到了？」「可不可以振作一點？」
她們就像在水面下拼命划水的天鵝，
努力追趕「正常」，卻仍無法獲得認可。
總覺得是自己的錯，認為自己沒用。
因此，我寫下這本書，
希望鼓勵那些因這些想法而遍體鱗傷，
卻仍努力走到今天的她們。

在書中，我將那些被診斷為ADHD，
或雖未被診斷但因擁有相關特質
而感到「活得很辛苦」的人稱為「ADHD型人」。
（當然，我也是其中一員。）

本書所介紹的各種訣竅，
皆以我的專業──認知行為療法為基礎。

需要改變的不是你，而是環境與方法。
有些被認為「應該這麼做」的事，或許根本沒有必要。
既然要努力，就應該用正確的方法去努力。
這正是我在書中想傳達的想法。

我希望有PART 1所述煩惱的讀者，
能閱讀PART 2～PART 6，並實踐其中的解決方法，
最後如PART 7所示，擁有更加正面積極的心情。

由於這本書篇幅較長，大家不必一次讀完。
當你心想「我想試試看這個」時，
不妨先闔上書，去購買行事曆或追蹤定位器也行。
本書中也多次提到，
對ADHD而言，「即時度」是關鍵！
因此，當你產生意願的那一刻，
就是最適合行動的時候。

立刻行動吧！
然後，記得給自己一個小小的獎勵。

如果這本書能讓你願意反覆閱讀，
對我而言將是莫大的喜悅。

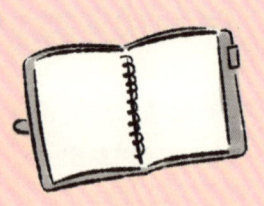

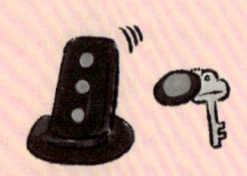

2021年2月

中島美鈴

## ＡＤＨＤ的特徵

ADHD是一種被稱為「注意力不足過動症」的發展障礙。簡單來說，會有以下3種特徵。

**躁動**
難以靜下來、
無法鎮定。

**容易分心**
無法持續專注、
容易分心、
無法整理、健忘。

**衝動**
一想到就立刻
行動、說出口，
不經思考。

即使具備上述特徵，仍需經過醫療機構的詳細檢查，才能確診為ADHD。

然而，許多人因這些特性而感到「活得很痛苦」。本書將這些成人女性稱為「ADHD型人」。

無論是否經過正式診斷，若閱讀PART 1後發現自己符合描述，或覺得這正是在說自己，那麼這本書應該能幫得上妳的忙。

# CONTENTS 告別內耗！ADHD型人重拾自信的七堂課

前言 ....................................................................... 2
ADHD的特徵 ................................................................ 5

## PART 1　赫然發現自己活得很痛苦

這麼說來，小時候總是被罵 ................................................. 12
總是在找東西，這就是我的人生 ............................................. 14
已經受夠住在亂糟糟的房間裡了 ............................................. 16
有人可以告訴我如何不粗心嗎？ ............................................. 18
我身邊的時空扭曲了。咦？已經這麼晚了啊？ ................................. 20
過於專注，回過神來才發現已經早上了！哪裡有切換的開關呢？ ................. 22
「雖然是個開朗的好人，但有時候有點可怕」是大家對我的印象 ................. 24
原來總是備胎。為什麼沒人愛我？ ........................................... 26
要是沒說那句話就好了……總是充滿懊悔 ..................................... 28

**ADHD型人的「雖說如此」對談①**
童年時期過得真不容易。但大學才是真正辛苦的開始！ ......................... 30

## PART 2　問題不在於個性，而是大腦的習性

**ADHD可能的原因** ▶ 原因似乎出自於大腦的「執行功能」 ..................... 38
**大腦的習性①關於抑制控制** ▶ 煞車難以發揮作用，導致發生意外 ............. 40
**大腦的習性②關於延遲報酬** ▶ 無法等待，無法持續，有時更無法停止 ......... 44
**大腦的習性③關於時序處理** ▶ 滴～答～滴～答、滴答滴答、滴～答滴答
時間節奏容易亂掉 ......................................................... 48
**大腦習性導致的案例①** ▶ 忘記繳電費，被停電了！ ......................... 52
**大腦習性導致的案例②** ▶ 明明抵達時應該還很充裕，最後卻大遲到！ ......... 54
**大腦習性導致的案例③** ▶ 雖然想好好整理，卻不知道如何下手！ ............. 56

結論 ▶ 累積小小的「立足點」，邁向「做得到！」的目標吧 …… 58

**ADHD型人的「雖說如此」對談②**
**自己就是自己的隊友，因此更應該理解做出那些行為的原因！** …… 60

# PART 3 將「時間」化為自己的囊中物

什麼是時間管理？ ▶ 不被時間追著跑，自己控制時間吧 …… 68
設定計畫 ▶ 必須用「實際花上的時間」來擬定計畫！ …… 70
行程管理 ▶ 沒寫下的行程就視同「沒行程」。立刻寫下，統一管理帶著走 …… 74
管理工具① ▶ 非數位派必備「週間直式」行事曆 …… 76
管理工具② ▶ 數位派務必活用月曆APP …… 78
待辦清單① ▶ 寫出待辦事項，向自己預約時間吧 …… 80
待辦清單② ▶ 為工作排定優先順序，免於「工作過多的恐懼」 …… 84
待辦清單③ ▶ 想做的事和獎勵事項也必須列入待辦清單！ …… 86
防止拖延① ▶ 從了解「為什麼我會拖延？」開始！ …… 88
防止拖延② ▶ 千里之行始於足下。開始的門檻設定得愈低愈好 …… 90
防止拖延③ ▶ 中途的小獎勵，以及達成後的大禮物 …… 92
行程管理 ▶ 未順利完成也不應責備自己。而是審視、修正、執行！ …… 94
早晨的省時作戰 ▶ 在前晚準備好「晨間組合」。拯救明天的自己 …… 96
夜晚的時間管理 ▶ 為了多睡1分鐘，妥善運用時間的祕訣 …… 98

**ADHD型人的「雖說如此」對談③**
**為了防止獎勵作戰失敗，必須設定禁慾期** …… 100

# PART 4 培養自己與物品之間更良善的關係

整理到底是什麼？ ▶ 整理、收納、掃地屬於大腦高度執行功能 …… 108
提升幹勁① ▶ 不整理也不會死。但將失去更多 …… 110
提升幹勁② ▶ 打造「再也無法逃避」的情況 …… 112

| 減少① | 擁有7天出國旅遊的行李就足以生存 | 114 |
| 減少② | 將門檻降到最低。只整理一個地方也可以 | 116 |
| 減少③ | 趁興致來了，將不需要的物品處理掉 | 118 |
| 收納① | 物品的「家」最好在使用場所附近 | 120 |
| 收納② | 陷入「收起來就是收納」迷思前，先做大略管理 | 122 |
| 收納③ | 替「絕不能弄丟的東西」設好擺放位置 | 124 |
| 掃地① | 「順便」和「邊做邊收」能大幅減少掃地的負擔 | 126 |
| 掃地② | 洗碗機、滾筒式洗衣機、掃地機器人為「三大神器」 | 128 |
| 購物 | 拒絕壞習慣回歸！改變購物習慣才是關鍵 | 130 |

**ADHD型人的「雖說如此」對談④**
避免忘東忘西、弄丟東西是對自己的寬容！ ……… 132

# PART 5 讓自己較不易受傷的控制方法

| 憤怒的原因 | 你在何時會暴怒？面對憤怒背後的真心 | 140 |
| 面對憤怒① | 不點燃憤怒的導火線。總之先離場吧 | 146 |
| 面對憤怒② | 徹底品嚐憤怒，試著面對自己的心 | 148 |
| 溝通① | 冷靜地向對方傳達憤怒背後的真實心情 | 150 |
| 溝通② | 就算是無法同理的對象，其話中仍可能藏有「事實」 | 152 |
| 溝通③ | 為避免麻煩，具建設性的談話就擇日再說 | 154 |
| 預防 | 繁忙的時期和生理期前。在怒火點燃前先出招 | 156 |

**ADHD型人的「雖說如此」對談⑤**
若每次見面必吵架，是否應該分開比較好 ……… 158

# PART 6 人際關係的煩惱諮詢室

| 煩惱① | 女生朋友與我保持距離。該怎麼做才能順利交流？ | 166 |
| 煩惱② | 糟糕了……在女生聚會上顧著說自己的事 | 168 |

| 煩惱③ | 咦？這是祕密嗎？咦？這不能說嗎？ | 170 |
| 煩惱④ | 常被說「不懂看場合」，我是ASD嗎？ | 172 |
| 煩惱⑤ | 常在酒席上滑鐵盧。即使知道還是會喝下去 | 174 |
| 煩惱⑥ | 被說是肉食系女子。喜歡上就直接追求……不可以嗎？ | 176 |
| 煩惱⑦ | 總是喜歡上不珍惜我的渣男 | 178 |
| 煩惱⑧ | 先生不理解我的個性，只會叫我努力、不要依賴他 | 180 |
| 煩惱⑨ | 和媽媽的關係不好，媽媽總是否定我 | 182 |
| 煩惱⑩ | 又被朋友「說服」了。大家覺得我很好利用嗎？ | 184 |

**ADHD型人的「雖說如此」對談⑥**
ADHD型人現在都怎麼過生活呢？ ………………………… 186

## PART 7　ADHD型人仍能過上幸福的生活

| 獲得幸福的關鍵句① | 不「普通」也沒關係。 | 196 |
| 獲得幸福的關鍵句② | 我不會放棄自己。 | 198 |
| 獲得幸福的關鍵句③ | 即使只是小小一步，也是我重大的一步。 | 200 |
| 獲得幸福的關鍵句④ | 拋開「應該這麼做」的想法。 | 202 |
| 獲得幸福的關鍵句⑤ | 和互補的人一起工作吧。 | 204 |
| 獲得幸福的關鍵句⑥ | 對人生中必須花的經費不要吝嗇。 | 206 |
| 獲得幸福的關鍵句⑦ | 雖然沒看見，但其實你有同伴。 | 208 |
| 獲得幸福的關鍵句⑧ | 和責備你的人拉開距離。 | 210 |
| 獲得幸福的關鍵句⑨ | 不要忘記「謝謝」。 | 212 |
| 獲得幸福的關鍵句⑩ | 對ADHD來說即時度就是關鍵。開始就趁現在！ | 214 |

**ADHD型人的「雖說如此」對談⑦**
為了讓ADHD型人明天也能活得幸福 ………………………… 216

結尾 ………………………… 222

PART

# 1

## 赫然發現自己
## 活得很痛苦

長大成人後,不順利的事卻愈來愈多,
旁人看自己的眼神,也變得愈來愈苛刻。
你是否也在努力掙扎地活著呢?

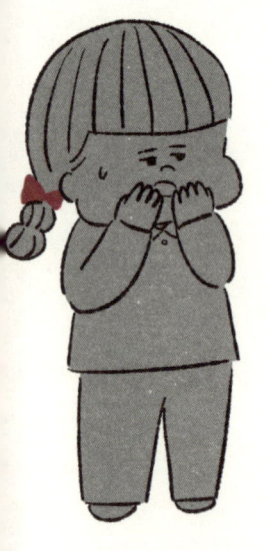

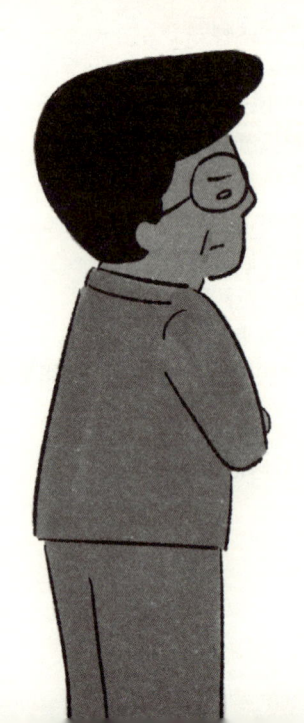

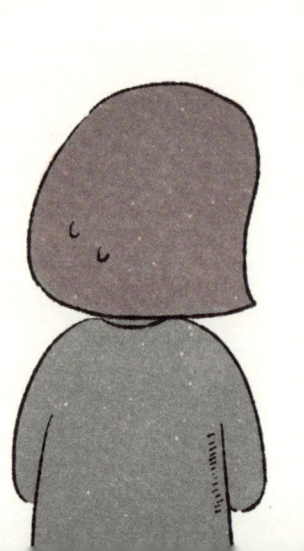

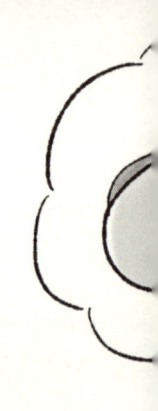

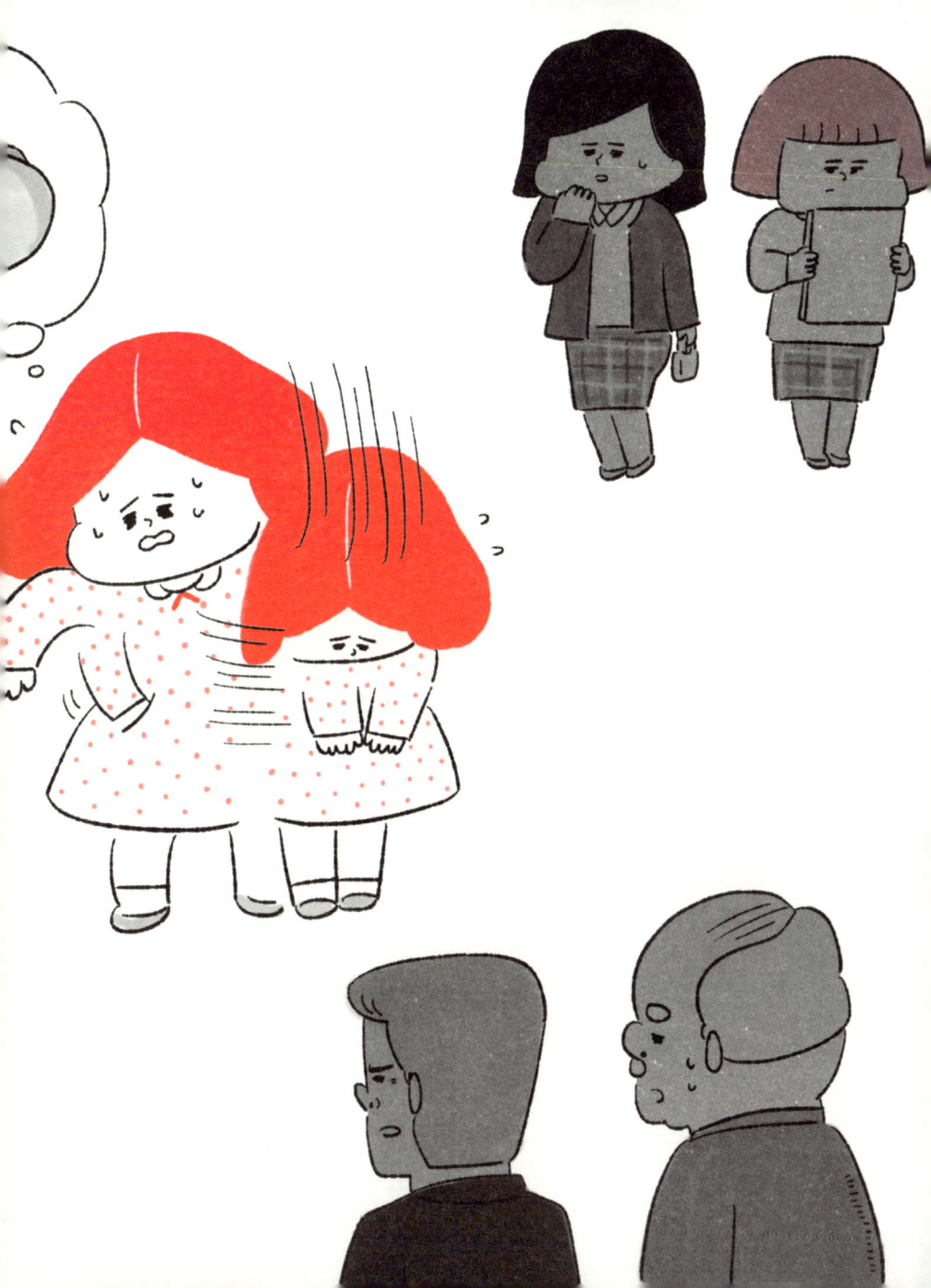

## 這麼說來，小時候總是被罵

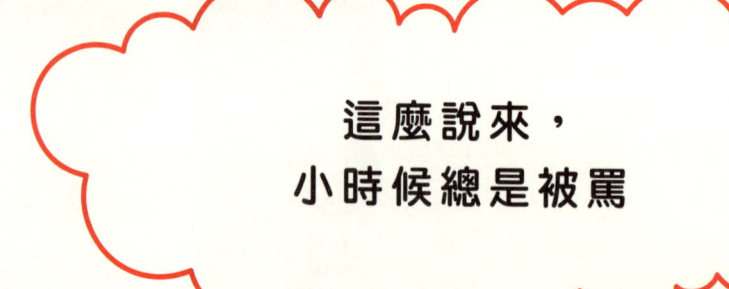

「妳又忘了嗎？」、「妳還沒做嗎？」
「為什麼每天都會遲到？」
「做事總是半途而廢，用完東西也不收拾！」
「妳是不是又在發呆了？」
「怎麼事情一過就全忘了？」

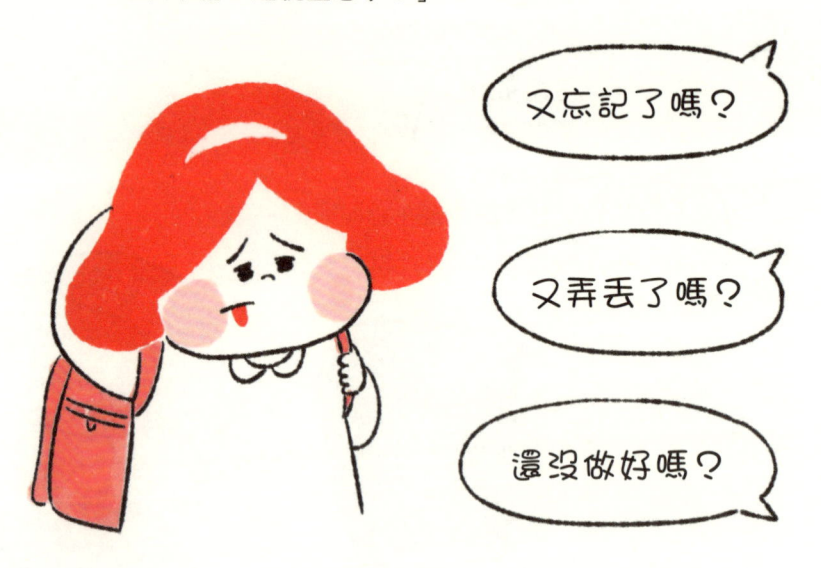

又忘記了嗎？

又弄丟了嗎？

還沒做好嗎？

說起來，我以前常常被罵。
一般孩子做得到的事，我就是做不來，
總讓人感到驚訝。
在暑假結束時哭著趕作業，幾乎成了我的例行公事。
安排準備考試的計畫，是我最不擅長的事。
桌上、抽屜、桌下都亂成一團。
總是被評為「最容易弄掉東西」的女生第一名。
明明已經把浴巾、帽子、體溫計都放進游泳袋，
卻還是忘了帶泳衣。
明明作業、書法道具、聯絡簿都放進書包了，
最後卻連書包都忘了帶。
早上起不來，晚上又睡不著。
多虧父母努力幫忙，我才能勉強撐過校園生活。

雖然當時也有許多快樂的回憶，
但現在回想起來，「我真沒用」的心情，
大概在童年時就已深深埋藏在心裡了。
總會想著為什麼大家都能按部就班做好事情，
就只有我做不到。
但就算感到沮喪，我也很快就會忘記。
即使被責備再多次，還是會重複相同的錯誤，
卻也不知道該怎麼辦才好。
那個被認為是「令人頭痛的孩子」的我，
其實是個「非常苦惱的孩子」。

> 總是在找東西，
> 這就是我的人生

妳在找什麼呢？
錢包。家裡的鑰匙。身份證字號的通知書。

妳在找什麼呢？
電視遙控器、冷氣遙控器、
電燈遙控器，以及各式各樣的遙控器。

妳在找什麼呢？
我在找護照。真的不妙了。
我一早就要去國外出差。

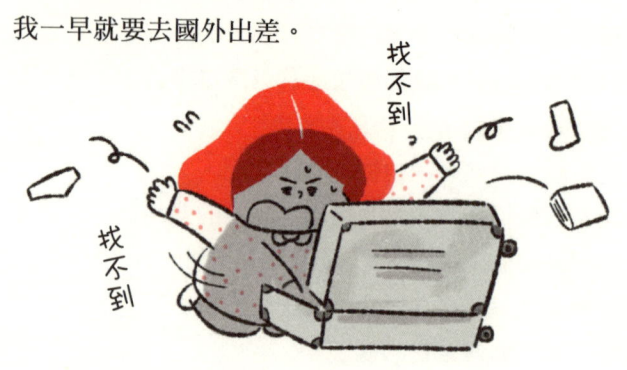

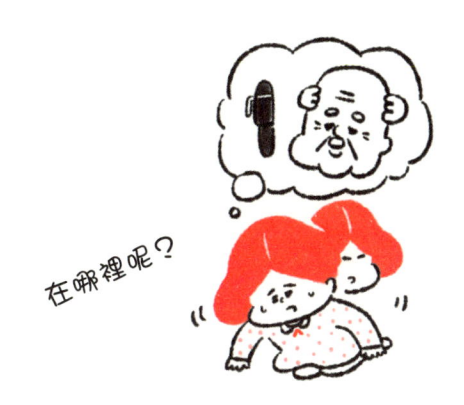

PART 1　赫然發現自己活得很痛苦

在哪裡呢？

妳在找什麼呢？
印章。不，雖然找到了印章，但找不到印泥。
找到印泥後，又找不到剛才寫好的發票。
好不容易寫好發票了，這次卻換成找不到信封和郵票。
終於把所有東西都找齊了，接下來，得看看要寄到哪裡去。

妳在找什麼呢？
萬寶龍的原子筆。
那是我過世的祖父為了慶祝我找到工作送我的禮物，
是一支刻有我名字的筆。
我明明想要好好珍惜一輩子，卻怎麼樣也找不到。
它到底跑去哪裡了？到底在哪裡？為什麼會不見？
明明只有這麼一支，我卻把它弄丟了。

妳在找什麼呢？
我在找我的自信，找那份能相信自己的安心感。
我一直、一直，不斷地在找。

> # 已經受夠住在
> # 亂糟糟的房間裡了

凌亂。總是凌亂不堪。
光是一張桌子,就已經是一片混亂。
喝到一半的寶特瓶飲料有5瓶,吃到一半的零食則有7種。
沒洗的馬克杯有2個,其他杯子也有2個。
小盤子上堆滿了用過的茶包。
旁邊是家裡的鑰匙、納豆附的黃芥末、電費催繳單。
海苔的袋子、四號電池、一堆購物袋。
小瓶的醬油、三天前的收據、壽司店的傳單。
原子筆的替換芯、沒有釘書針的釘書機。
指甲油、USB連接線、保冷劑。
睫毛夾怎麼會在這裡?

怎麼會變成這樣呢?
讓我們回顧一下,我之前做了什麼。

回到家的我,手上拿著購物袋和廣告傳單。
因為好奇信封裡的內容,我拿剪刀將信封剪開。
才發現是我完全沒興趣的商品介紹信,真讓人失望。
我瞬間對傳單失去了興趣。
傳單和剪刀就這樣一併被我拋諸腦後,順手擱在桌上。
「對了,要把買回來的東西放進冰箱」。
我將絞肉和啤酒拿出購物袋,放進了冰箱,
想著:「要趕快準備晚餐才行!」
但袋子裡還放著衛生紙和去光水。
此外,又多了一瓶喝到一半的寶特瓶。

原本就夠令人煩躁了,再加上了新的東西。
使得桌子在不知不覺中變得一片混亂,真令人不敢相信。
真沒辦法⋯⋯
只好把桌上的東西往右邊推一推,先吃晚餐吧。

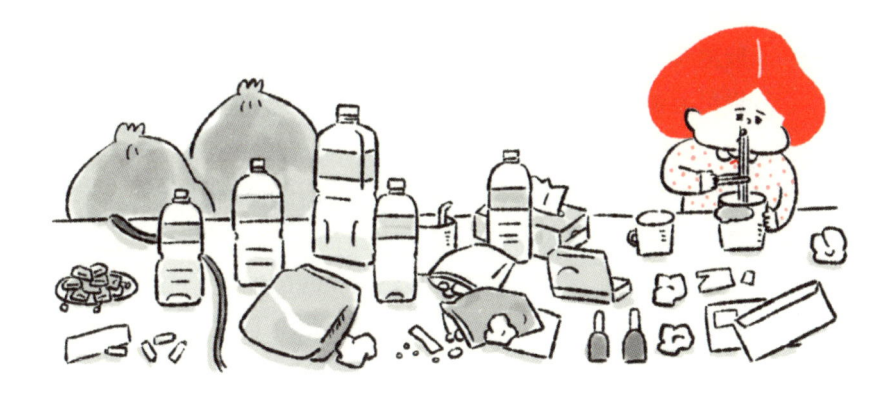

> 有人可以告訴我
> 如何不粗心嗎？

粗心是我的拿手好戲。
像是三單忘了加s，或該用數字作答卻寫出答案，
這些錯誤在學生時代，幾乎天天發生。
7×8是58嗎？即使到了高中，我還是背不好九九乘法表。
大學入學考時，我甚至整個區塊的答案欄都塗錯格了。
但那時其實還不算太糟，
頂多心想：「我真是個大笨蛋。」就這樣結束了。

出社會後，一切就沒那麼簡單了。
無論多有點子、多擅長企劃，若未到能發揮的位置，
也可能被貼上「沒用的人」的標籤。
我完全能理解，這也無可厚非。
弄錯企劃書的日期、弄錯商品名、裝訂順序錯誤。
寄信的瞬間才發現寄錯公司。
忘記匯款，匯完後又發現金額錯了一個位數。
開會的日期、時間、地點，我全都弄錯過。
「真的非常抱歉！」我曾低頭道歉好幾次。

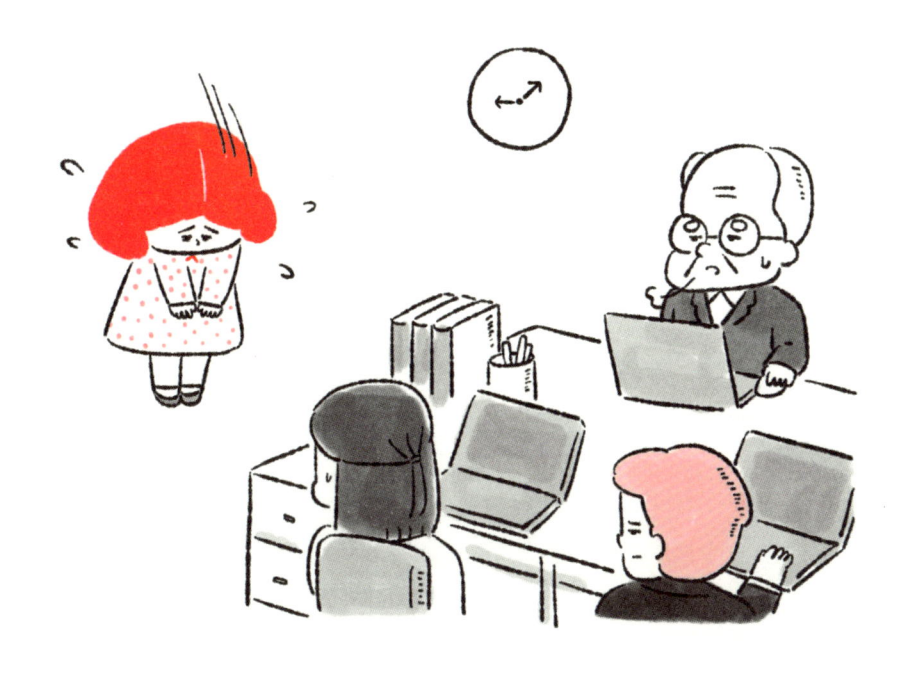

PART 1　赫然發現自己活得很痛苦

錯一次，對方還會笑著原諒；錯第二次，也還勉強能接受。
但當每天都錯上兩三回，任誰都笑不出來了。
我自己也笑不出來。
我知道，應該要「檢查」。只要重新確認一遍就好。
行動前，只要稍微停一下就行了。
就是這麼簡單的事，卻總是做不到。
也正因為如此，我才會這麼困擾。

> 我身邊的時空扭曲了。
> 咦？已經這麼晚了啊？

糟糕，要遲到了，時間來不及了。
我體會過無數次那種巨大的絕望感。

早上起床，一看時鐘，臉色瞬間鐵青。
若不搭上30分鐘後的電車就會遲到！
先從換衣服開始著手，
卻怎麼也找不到成對的襪子。
終於在如小山般的待洗衣物中找到一隻，
正當我心想：「太好了！」
卻又發現剛剛找到的那隻襪子也不見了。

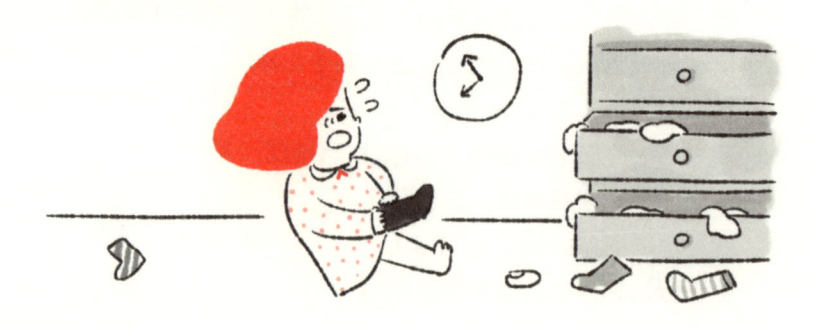

算了,雖然左右長度不同,但至少是黑色的,就將就吧。
用極快的速度洗臉、化妝、刷牙。
我真不是蓋的,看來勉強還趕得上。
暫時鬆了口氣,進廁所坐上馬桶後,
看到了昨天買的雜誌。
明明想著翻幾頁應該花不了多少時間,
但當我回過神時,已經在廁所待了8分鐘。
糟糕,這樣就搭不上原本要搭的電車了!
匆匆忙忙穿上鞋,上鎖的瞬間,我發現一件事。
我忘了帶手機,這不回去拿不行啊。
糟糕,要遲到了,時間真的來不及了。

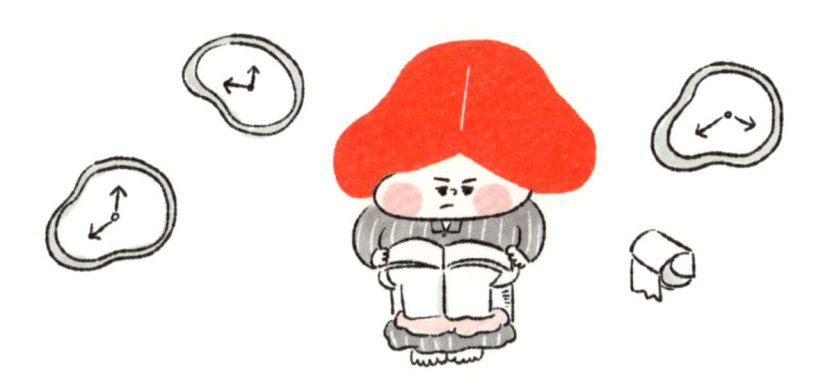

我的時空好像偶爾會扭曲,我的意識也是如此,
就像連續不斷的惡夢一樣,時間總是不夠用。
明明應該能在時間內趕到的地方,卻怎麼也到不了。
我的時空,總是扭曲的。

> 過於專注，
> 回過神來才發現已經早上了！
> 哪裡有切換的開關呢？

我有愛熬夜的毛病。
想說只要玩30分鐘，就開始打電動。
但當破了一關，就得繼續挑戰下一關。
原本想說只看一集連續劇，
卻因為太在意接下來的劇情而睡不著，
只好再看一集，然後又是下一集。
想著要在家裡完成，而把企劃書帶回家。
但等真正開始著手，已經是半夜2點了。
為什麼呢？愈晚愈容易打開開關。
也無法中途停下來，回過神來已經天亮了。
所以今天也沒能睡覺。

雖說如此，回到家卻想著「好累喔」並坐上沙發。
原本只打算休息個5分鐘，卻一下子就睡到半夜3點。
我應該去卸妝、洗澡、換衣服後上床睡覺，
但這些都只有在夢裡才做得到。
現在就去淋個浴吧？至少洗個臉吧？

PART 1 赫然發現自己活得很痛苦

不行啦，太難了。明明有好多事情要做，卻就是起不來。
在深夜的沙發上，我的開關仍然沒有打開。
回過神來才發現，窗外已經天亮了。
今天果然還是沒能好好睡上一覺。

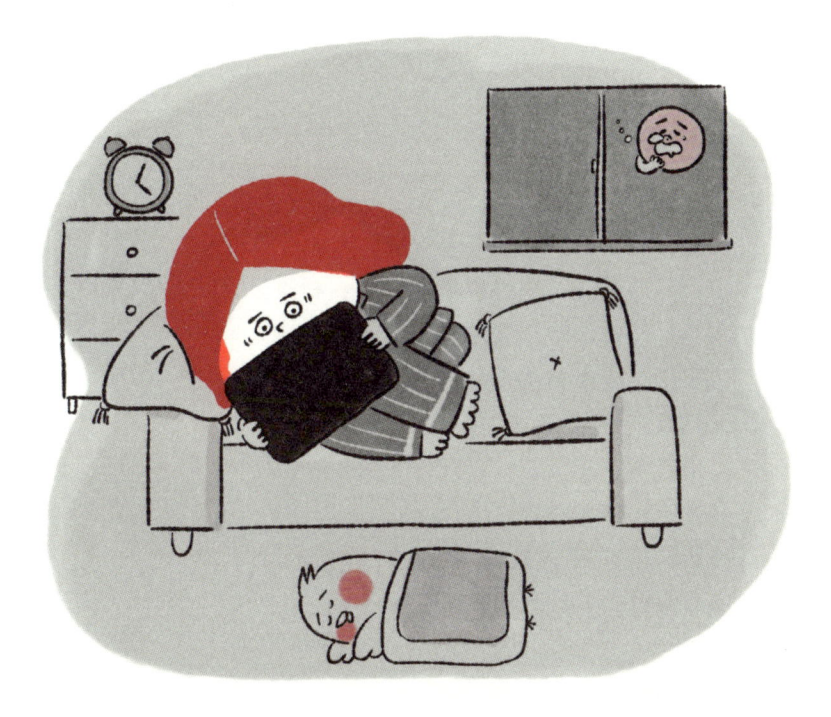

為什麼我沒辦法在正確的時間和狀態下，好好睡覺呢？
為什麼我不能在早上起來時，想著「今天也要加油喔！」，
神清氣爽地迎接新的一天呢？
明明心裡是這麼想的，但今天一定又沒辦法好好睡覺了。

23

> 「雖然是個開朗的好人，
> 　但有時候有點可怕」
> 　是大家對我的印象

我對可愛的後輩怒吼：
「為什麼不早點交呢？你也要考慮到我的時間啊！」
還順帶翻舊帳，把他過去沒做好的事拿出來罵。
但冷靜想想後，覺得根本不用那麼生氣。
我為什麼會那麼生氣呢？
這是因為我也有快到截止時間的工作。
而且被主管問：「這資料還沒做好嗎？」
結果我慌了。
其實不過是在這糟糕的時機點，
後輩對我說：「請幫我確認資料」罷了。
他並沒有錯，是我的問題，真討厭自己。

「你這個人真的很不體貼耶！」
我一邊哭，一邊責備最愛的男友。
還拿盤子丟了他。
他嘆了口氣，回家了。
他究竟做了什麼，惹我生氣呢？

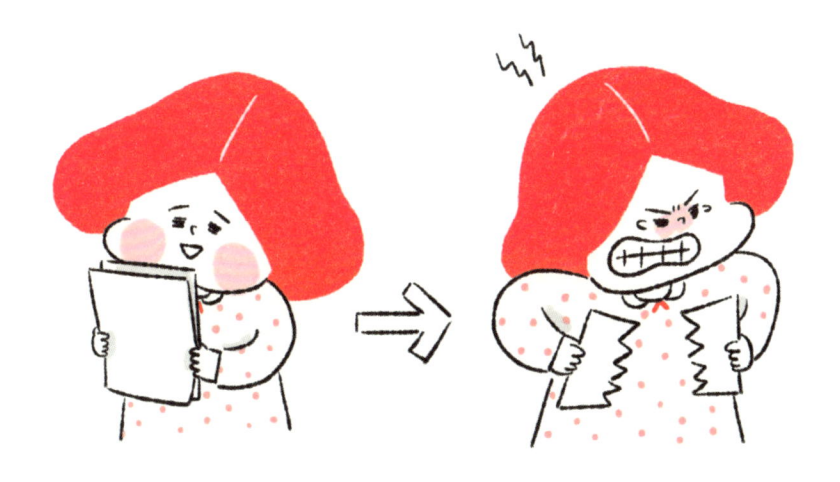

PART 1　赫然發現自己活得很痛苦

沒錯,他說我的「房間很髒」。那句話真的讓我受傷了。
所以我希望他向我道歉。不,他確實道歉了。
準確來說,他說了:「對不起啦。」
如此敷衍的道歉,我無法接受。
我希望他能好好地、真心地向我道歉。
這是我過於期待的錯,是我的問題,真討厭自己。

有時,我無法處理心中的情緒。
然後不知為何,當我把這些過多的情緒發洩到別人身上時,
自己就會感到一種奇怪的暢快感。
同時,我也會無法抑制地厭煩這樣的自己,真討厭自己。

> 原來總是備胎。
> 為什麼沒人愛我？

我正在談戀愛。
他是一個不論我多麼聒噪，還是願意笑著聽我說話的人。
他很幽默，比我還更愛說話。
在一起時，我們總是笑個不停，對食物的喜好也很合拍。
非要說他有什麼缺點，那就是他已經有女友了。
如果他告訴我時，能夠用炙熱的眼神看著我……
那就好了。
無論他是否有女友，我都不在乎。
只要我們現在能在一起，就足夠了。
我想親吻他、擁抱他，想讓他永遠待在我身邊。
我想讓他開心，因為他開心，我也快樂。

結果，我就變成了「懂事」的備胎。
這樣的情況其實已經不是第一次發生了。
即使一開始他對我再溫柔，最後也會慢慢變得冷淡。
我們曾經那麼快樂的時光，也會逐漸變得冷卻。
但比起冷漠，我更討厭的是分開後只剩自己一人的感覺。

PART 1　赫然發現自己活得很痛苦

誰叫我是充滿失敗的無用之人,有什麼辦法呢。
若失去了他,我一定什麼也不剩,那又有什麼辦法呢。

最近發現自己喝酒的頻率好像增加了。
因為每次喝酒後,心中的痛苦感覺就會暫時消失,
整個人變得飄飄然,輕鬆許多。

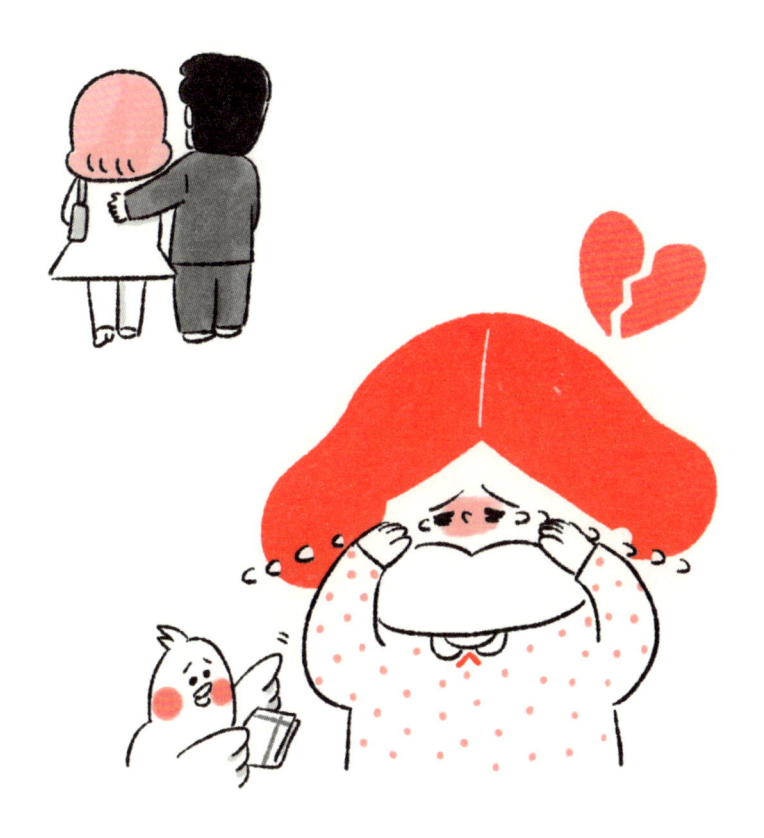

> 要是沒說那句話就好了……
> 總是充滿懊悔

當我意識到時,已經開始責怪自己了,總是這樣。
他心情不好,一定是因為我搞砸了。
可能是我不小心說出了讓他不高興的話。
等等,也有可能是因為我沒意識到那是個祕密,
結果不小心說了出來。

我從小就被罵過,總是讓人感到無奈。
雖然我常搞砸,
但也恢復得很快,
馬上就會忘了。
所以大家都認為我是
對什麼都不在意,
很遲鈍的孩子。

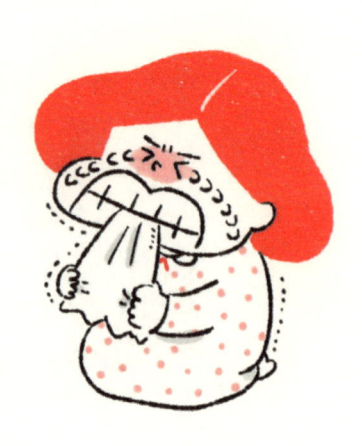

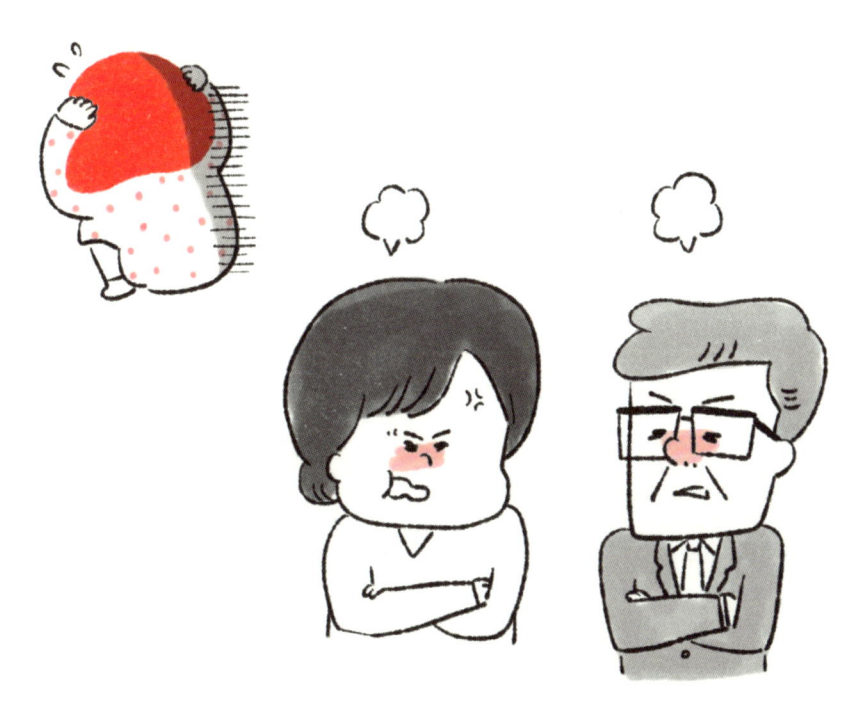

PART 1 赫然發現自己活得很痛苦

但其實不是這樣的。
我和自己相處了幾十年，所以我很清楚。
我搞砸、造成麻煩時，對方那冷淡的眼神。
還有在被當作「奇怪的孩子」時，對方產生的微妙距離感。
我生氣、情緒化時，對我投來的那種小小輕視。

要是沒做那件事就好了。
要是沒說那句話就好了。
但今天還是不小心說出口了。說了許多根本不需要說的話。

### ADHD型人的「雖說如此」對談①

# 童年時期過得真不容易。
# 但大學才是真正辛苦的開始！

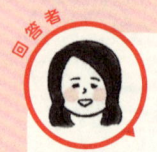

**回答者**

**中島美鈴**
以認知行為療法為專業的臨床心理師。讀研究所時看了《片づけられない女たち》（薩里・索登著／WAVE出版）之後，發現自己也許也有ADHD的特質。

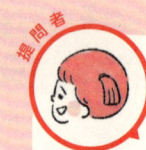

**提問者**

**編輯M**（近30歲）
女性雜誌編輯。豐富的企劃能力、接近厚臉皮的表現能力、毫無畏懼的特質讓她獲得好評。但總是遲到且未能遵守期限。並未接受ADHD診斷。

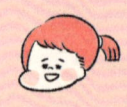

---

美鈴老師，您好！今天因為受到主婦之友社K的邀請，希望能聽聽ADHD型人的真實心聲，為此特地來向您請教。還請多多指教！

請多多指教！M小姐有接受過ADHD診斷嗎？

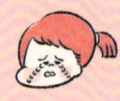

不，我**看了這本書，覺得「根本就是在說我！」**而且我覺得其中的描述100%符合我。我想，我應該就是ADHD型人。

什麼地方讓妳這樣覺得呢？

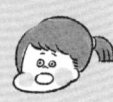

首先是**粗心大意**這點。我無法認真整理。無論是公司的桌子，還是自己住的房間都常常是一片混亂的狀況。我也常常弄丟東西。小時候還會被說是**冒失八兵衛**的孫子。甚至曾把書包丟在回家路上，忘記帶回家。

這是一定要的（笑）。不過感覺妳很能言善道。

對，我根本停不下來。剛進公司，訪問藝人和偶像時，我一直聊自己的事。曾好幾次被前輩罵：「誰要聽妳講啊！」

哈哈哈，也太有勇氣了吧。

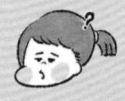

這就是所謂的**衝動**對吧。我還會把賺來的錢幾乎都花在買衣服上，還有想到什麼就說出口。對了，我應該也有**躁動**的狀況。以前我常在上課時畫插圖，現在也常在**會議中畫插圖**。真是個不夠格的大人……

但妳總是能很快和受訪者敞開心房地聊天，也展現出不錯的企劃能力，感覺就能寫出有趣的文章。我能感受到妳對這份工作的熱愛。

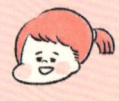

謝謝。雖然我也認為：**這份工作根本就是我的天職！**但我卻無法按照排程處理工作，除了編輯部之外，也會對其他公司的員工造成困擾……我自己也覺得很丟臉。**在出社會以前，我都不知道自己那麼沒用。**

別說自己沒用。不過確實有很多**女性ADHD型人一直到大學、出社會前，都沒發現自己有這個傾向。**

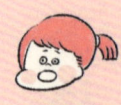

真的嗎？為什麼會這樣呢？

似乎是因為**女性的躁動通常不會很嚴重**，所以不那麼顯眼。就算常常忘東忘西，但只要有**家人的幫忙**，通常不會出什麼大問題。像我也是，讀大學剛開始自己住後，那是我人生中最辛苦的時刻。

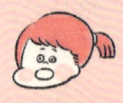

咦？美鈴老師也有這種經驗嗎？

從考大學時開始就非常辛苦了。第一次失敗，是**忘記繳候補大學的入學費**。我還記得當時臉色蒼白，心裡想著：「要是沒進想上的大學，我就得重考了……」

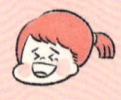

天啊，沒想到老師您也超猛的耶。進大學後，也很辛苦嗎？

因為那是我第一次獨立生活,才發現**原來早上起床是一件那麼辛苦的事**,讓我嚇了一大跳。我常遲到、沒在期限內繳交報告、沒處理好水電費的手續,結果**水電等維生設施被停掉**。真是受夠了。

我以為您在說我的事(笑)。

最糟糕的是當時的打工。我當時在不動產公司做行政工作,**有時漏給資料,有時給錯付租金的帳號**,幾乎什麼都做不好⋯⋯但那間打工的公司很有彈性,問我是否想嘗試做業務。最終我**成為全公司業績最好的員工**(笑)。

業績最好嗎!太酷了。請容我叫您一聲師父!

妳太誇張了啦。但我第一次發現,**同樣是我,有時完全做不來行政工作,但也可能成為一名優秀的業務**,評價真是兩極化。明明我根本沒改變,但**只要環境變了,獲得的評價就完全不同**。真是有趣。

真的耶。我也是那種很散漫的人,但我真的很想做出一本很棒的書。而且也真心希望能製作出大家都會感興趣的書,所以在這方面,我獲得了不錯的評價。

對吧？這表示並不是「我」本身沒用。根據我們對事物的看法、解讀方式，以及行動方式的不同，我們將不再那麼沒用。這就是認知行為療法的基本理念。

出現了好複雜的名詞。可以請您解釋得簡單一點嗎？

妳突然好有編輯的風範。那就讓我更具體的說明吧。ADHD型人常容易責備自己。例如：「都是因為我太散漫，房間才會那麼亂」、「都是我太任性，才會只做自己想做的事」。

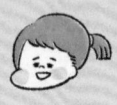

正是如此。但實際上不就是這樣嗎？

真的是這樣嗎？問題在於看似「散漫」、「任性」的行為，只要行為改變，評價也會隨之改變，不是嗎？重要的是改變那些缺乏計劃、過於衝動的行為，而不需要改變妳自己。

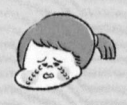

但老師，我就是因為改變不了這些行為而煩惱。我甚至看過超有名的整理書籍，但還是完全沒整理房間。

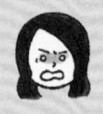

錯在於書，而不是妳啊。

PART 1 赫然發現自己活得很痛苦

咦？您竟然否定那本超知名暢銷整理書？

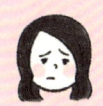

不，那本書本身很棒。但作者和ADHD型人完全是相反的兩種人。所以那本書不適合我們。

原來是這個意思。

我們根本不需要整理得那麼徹底，也不必成為善於收拾的專家。**重要的是能夠立即找到印章**。不擅長整理沒關係，只要為了達到基本的生活需求努力就好。

原來如此！**這門檻很低耶**。感覺我也做得到！

這種直率和充滿幹勁的特質就是ADHD型人的優點。不過很可惜，**失敗率也相對較高**。

老師，您怎麼突然做出這麼令人震驚的預言呢？

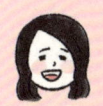

容易失敗和無法持續，實際上也是因為**大腦的習性**。因此，在學習具體的「做法」之前，我們應該先理解背後的原理。

請您在PART 2仔細說明吧。

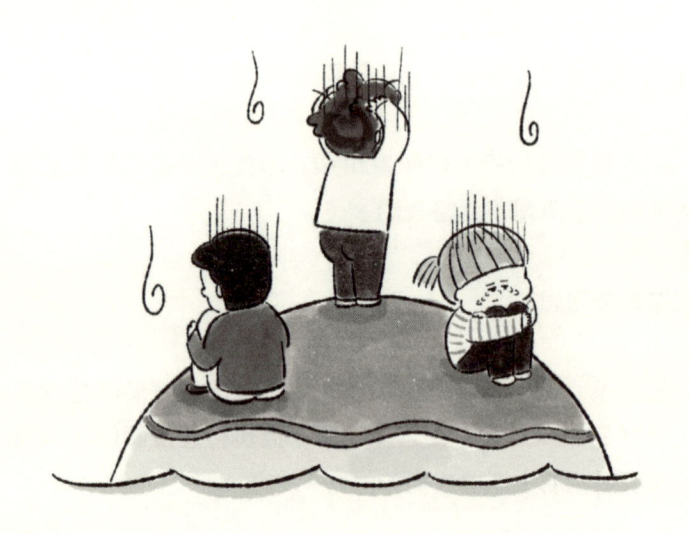

「唉,我又搞砸了⋯⋯」

為了脫離充滿後悔的每一天,
有一件事必須先做。
那就是接受自己的特質。

雖然很痛苦,但千萬別逃避!

*PART*

# 2

## 問題不在於個性，
## 而是大腦的習性

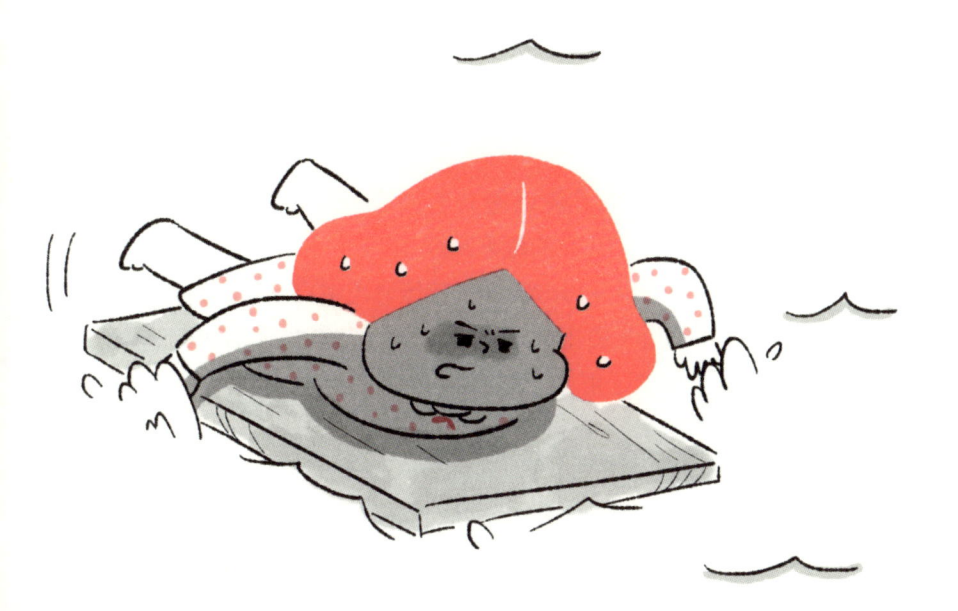

## ADHD可能的原因

### 原因似乎出自於大腦的「執行功能」

**我們ADHD型腦，有些奇怪的習性**

注意力不足、過動症，簡稱為ADHD。導致這麻煩「障礙」的原因目前還不明。

注意力不足和躁動都屬於ADHD的「結果」，而非「原因」。

雖然如此，但經過各式各樣的研究，我們已經了解到一些事情。

那就是ADHD似乎與遺傳有著高度的關聯。根據一項研究，經由遺傳罹患ADHD的機率高達80%。

的確，只要看看父母或親戚，就能發現與自己相似的人。

自1990年後，使用MRI等大腦影像診斷技術的研究不斷進步。因此，我們了解到一些有關大腦結構的資訊，比如「感知危險時所需的大腦右半球較小」、「大腦的結構與典型發展的人不同」，以及「掌管自我控制的額葉活動較低」等。沒錯，我們的大腦結構確實與常人有所不同。

因此，其實並不是我們比較缺乏毅力，也不是我們的意志力較弱。

只是我們的大腦結構和功能與一般人不同，擁有一個比較特殊的大腦。

那麼，擁有這樣的大腦會引發哪些問題呢？

## 難以制定計畫、執行並完成

美國的發展障礙專家、心理學家湯瑪斯・E・布朗提出了「執行功能障礙」的假說。執行功能是指**擬定計畫⇒專注執行⇒抑制將注意力轉移到其他刺激上的情緒⇒貫徹到最後一刻**等高階大腦功能。雖然幼兒的這項功能尚未成熟，但在20歲左右前會持續發展。

而ADHD正是執行功能「發展」過程中出現了「障礙」，這是目前最有力的解釋。

此外，從英國心理學家埃德蒙・索努加・巴克的研究，則讓我們理解為何執行功能障礙會導致ADHD症狀的出現。這是**「抑制控制」、「延遲報酬」、「時序處理」**三個路徑出現障礙的假說。聽起來愈來愈難懂吧？但讓我稍微解釋一下，因為這是本書的核心要點。接下來，我會用更簡單易懂的方式來說明。

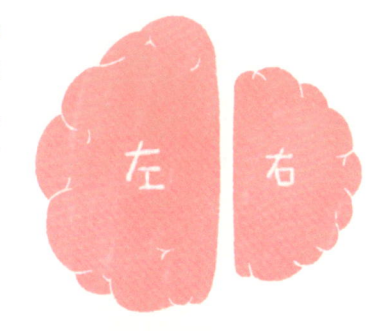

**大腦的習性① 關於抑制控制**

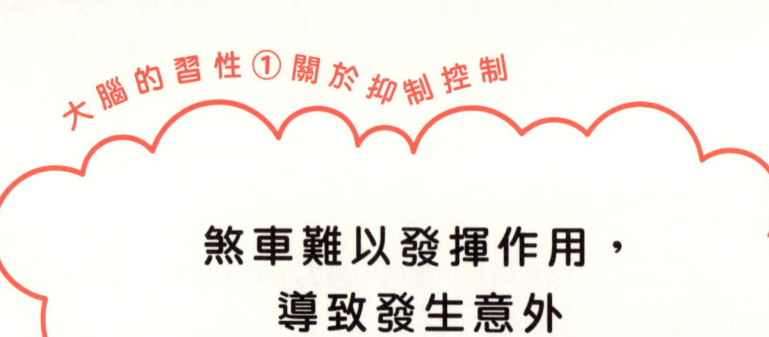

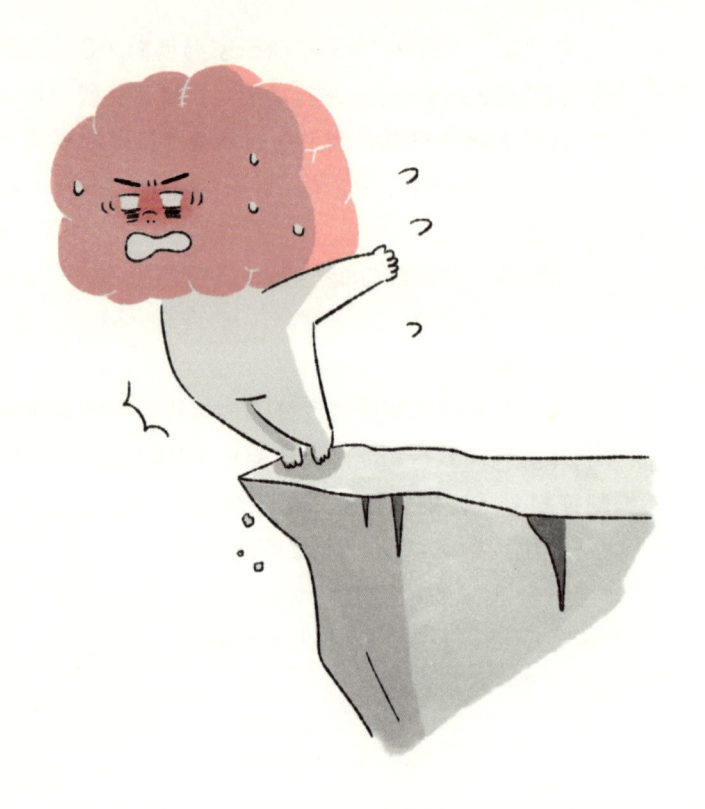

# 煞車難以發揮作用，導致發生意外

## 常發生「粗心意外」，是因為大腦無法停下來思考

抑制控制（inhibitory control）」，聽起來像是一個很複雜的詞對吧？

如果簡單解釋，其實就是用自己的意志力來控制，不讓（抑制）思緒亂飄。這正是ADHD的第一個障礙。

**簡單來說，這就像是「煞車失靈」。**

有一項實驗是這樣設計的：

當電腦畫面顯示綠色箭頭時，必須按下和箭頭同方向的按鈕；而當畫面顯示紅色箭頭時，則必須按下和箭頭反方向的按鈕。這個實驗看似簡單，但大多數人都會在一瞬間想按下和箭頭同方向的按鈕。這項實驗的目的是觀察我們是否能夠壓抑想按同方向按鈕的衝動，並記住「紅色箭頭應該按下反方向！」然後正確按下反方向的按鈕。

讓患有ADHD和未患有ADHD的人做這個實驗後，結果如大家所預期，只有ADHD的孩子未能取得好成績。

ADHD的特徵之一，就是「容易分心」。

雖然目前原因尚不明確，但我們可以用大腦煞車失靈這個說法來解釋。

## 沒辦法抑制控制，
## 就是所有「搞砸」的背景

煞車失靈＝無法控制衝動。

這麼說，也許有些人會聯想到瞬間暴怒、粗魯的行為，甚至謾罵等情況。

但事實上，這樣的情況其實很少發生。若不是面對太過嚴重的事，ADHD患者平時還是會乖乖忍耐，畢竟已經是成年人了。然而，無法意志控制的問題，確實是引發許多困擾的主因。

例如令人可恨的健忘。

明明只要在出門前再檢查一次自己是否有帶東西就好了，卻因為無法壓抑想要出門的心情，而直接走出門。

滿腦子都在想著自己是否能趕得上電車。

到了車站才發現「沒帶月票！」，結果驚慌失措。

例如令人悲傷的遺失物品。

明明有好好拿在手上，但心裡卻滿滿都是下一個活動的內

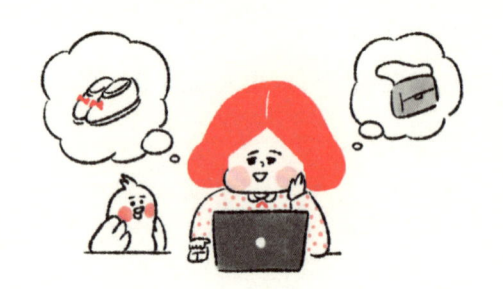

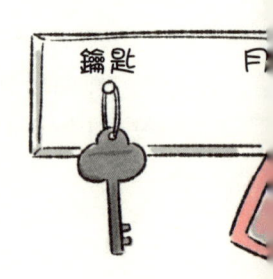

容，無法控制這股衝動，最終未把東西放回原位。心裡想著：「反正先放在那附近。」然後那個地方後來被堆上了其他東西，或者被移動到別的地方，最後完全找不到物品。

例如無法在時間內完成工作。
明明正在處理原本該處理的事情，卻突然想到：「對了，今天〇〇有特賣！不知道網路能不能訂購？」這時無法控制湧入腦中的念頭。

例如無法好好聽別人說話。
在聊天過程中，從對方的話語中聯想到其他事情，並開始分心。即使對方的話題還沒結束，自己的思緒已經飄到下一個話題了。

例如未經確認就先反應。
在沒確認好工作的內容的情況下，就急著開始處理，結果最後不得不大幅修改……
沒錯，以上這些情況，其實全都源自於「抑制控制障礙」。

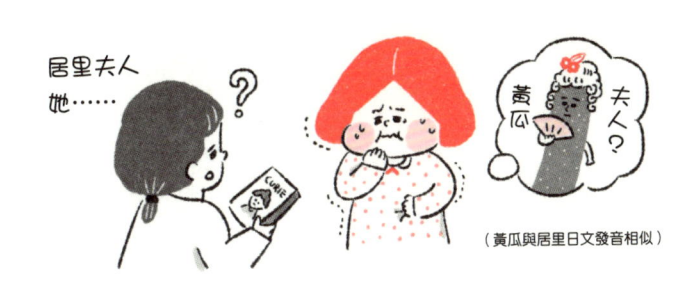

（黃瓜與居里日文發音相似）

大腦的習性② 關於延遲報酬

無法等待，無法持續，
有時更無法停止

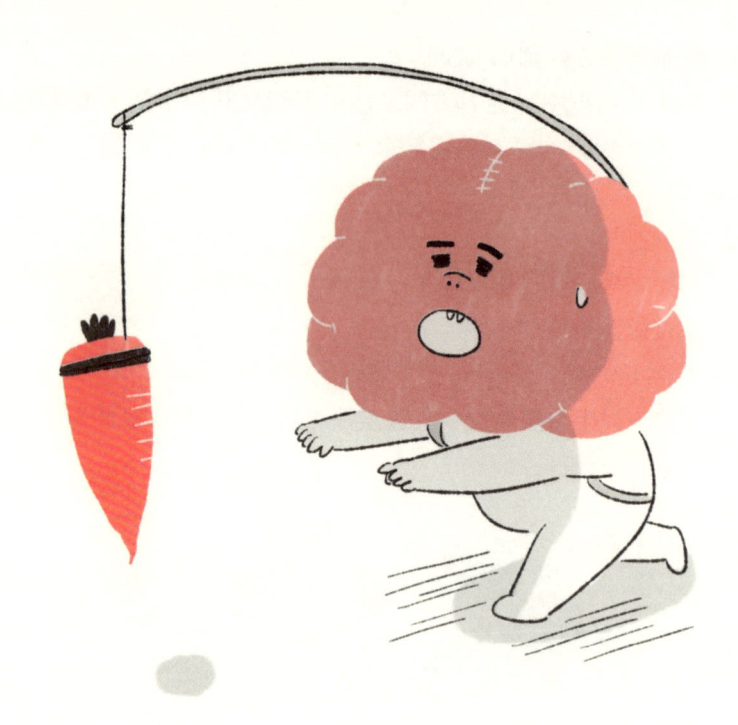

## 比起豐碩的報酬,更想早點拿到報酬。
## 無法光是悠哉等待!

「延遲報酬障礙」這個詞,聽起來也有點複雜對吧?

英文是「delay aversion」,意思是對「等待」感到厭煩、抗拒。換句話說,這是一種**「無法忍受晚一點才得到獎勵」**的障礙。咦?是不是愈聽愈難懂了?

舉個例子來說──

有一項實驗,讓患有ADHD的孩子和一般孩子一起玩一款擊沉太空船的電腦遊戲。擊沉的方法有兩種。
①等2秒,可以攻擊一艘太空船,得1分。
②等30秒,可以攻擊兩艘太空船,得2分。

這個遊戲沒有時間限制,每個人最多可以攻擊15次。根據總分高低,孩子們可以拿到一個或兩個獎勵,但在遊戲開始前,並不會被告知要拿幾分才能獲得兩個獎勵。

理論上,分數愈高,得到禮物的機率愈高,所以選擇②才是最理想的策略。但如果選②,全部打完要花7分半鐘左右。那你猜猜看,ADHD的孩子會怎麼選擇?

沒錯,正如大家所想,他們幾乎都選擇了①。他們更想快點擊沉太空船,快點拿到獎勵。

**比起更豐厚的獎勵,他們更想早點拿到獎勵。**這正是「無法等待、難以持續、有時甚至停不下來」的原因。

> **要說他們是螞蟻還是蚤斯,絕對是蚤斯。
> 眼中看不到遙遠的獎勵。**

「延遲報酬障礙」,也就是「無法等待獎勵」的人,在生活中會遇到兩個難題。

第一個是:**對於那些必須花時間持續努力才會見到成果的事物,難以長期投入。**

你是否也曾經非常討厭寫牽牛花觀察日記呢?

日記和交換日記也一樣,剛開始寫的時候興致勃勃,但總是維持不了多久。

工作也是,接到新專案的時候很開心,但隨著時間過去就漸漸提不起勁。

另一個問題是:**「無法忍耐」。**

像是問題還沒問完就急著回答、打斷對方談話開始說自己的事,這些ADHD患者常見的狀況,其實都與「沒耐性等待獎勵」的傾向有關。

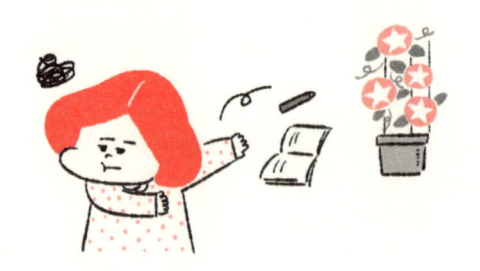

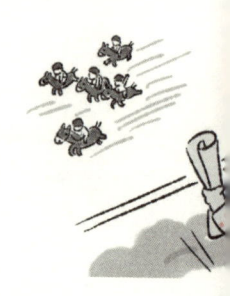

PART2 問題不在於個性,而是大腦的習性

另一方面,延遲報酬障礙也與**「明知道該停下來,卻無法克制自己」的衝動**有關。

這種情況乍看之下與ADHD的「容易分心」相反,但其實ADHD還有另一個特徵叫做「過度專注」,也就是過度沉溺。而最具代表性的例子就是遊戲和賭博。

遊戲和賭博的共同點,是能立刻知道結果,成功時的喜悅(獎勵)又特別強烈。正因為太渴望下一次的獎勵,才會陷入無法自拔的狀態。

比起等一週拿到1萬圓,更寧願今天立刻拿到1000圓。

比起等一週買到打折商品,寧願立刻用原價購買,因為「現在就想要」。

比起一步步累積成果、贏得信任,更想要一舉成功。

雖然這樣的果斷確實別具魅力,但在《螞蟻與蚤斯》的故事中,蚤斯最終仍凍死在寒冷的冬風裡。

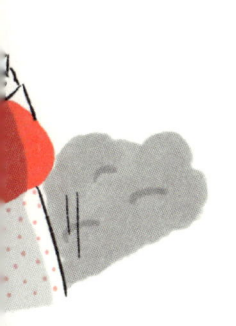

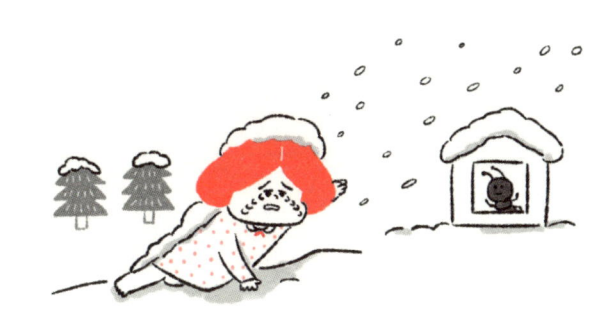

47

**大腦的習性③ 關於時序處理**

滴～答～滴～答、滴答滴答、滴～答滴答
時間節奏容易亂掉

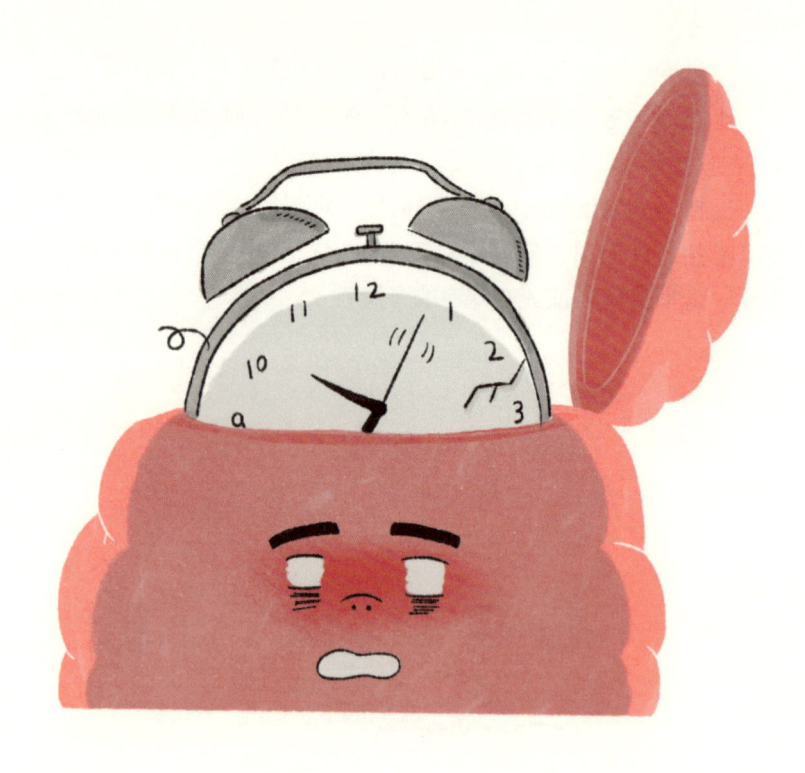

## 腦內時鐘的指針忽快忽慢

時間是肉眼看不見的。但人類還是能知道「差不多過了1小時」、「現在大概是下午3點左右吧」，這類對時間的感覺；也能判斷「這份工作大概還需要3天才能完成」、「應該再1小時就可以搞定」等等，做出預測並據此行動。這就是所謂的「時間管理能力」。但對我們ADHD來說，這方面似乎也存在困難。這種困難被稱為「時序處理（temporal processing）障礙」。

舉例來說，有一個實驗是這樣進行的：

孩子們要配合每隔1～2秒出現的聲音按下按鈕。重複15次之後，第16次開始就不再播放聲音，而是請他們憑自己的感覺，按照先前的節奏按下按鈕。最後，比較他們「原本正確的按鈕間隔」與「憑感覺按出來的間隔」之間的差距。那麼結果如何呢？

沒錯，正如大家所猜的，ADHD孩子的時間感偏差比其他孩子要大得多。

**對時間的感受存在落差**，這就是時間處理障礙。所以才會出現「明明覺得10分鐘可以完成的事，卻花了40分鐘」、「自以為只過了5分鐘，其實已經過了15分鐘」的情況。而**總是趕不上截止日，就是因為這個原因**。

## 看起來毫不在意時間，
## 卻總是被時間追著跑的我們

　　大家可能會以為，我們腦中的時鐘走得非常緩慢，但其實它有時會突然加快步伐，滴答滴答地往前推進⋯⋯接著卻又會毫無預警地停了下來。

　　這似乎是因為掌管時間的小腦功能出了問題，才導致各種麻煩出現。

　　比方說，我們常常沒注意到自己花的時間其實比預期還多。

　　像是早上刷牙、化妝、換衣服等日常動作，總是無法正確估算所需時間。

　　大多數情況下，我們預估的時間會比實際花費少得多，於是就遲到了。

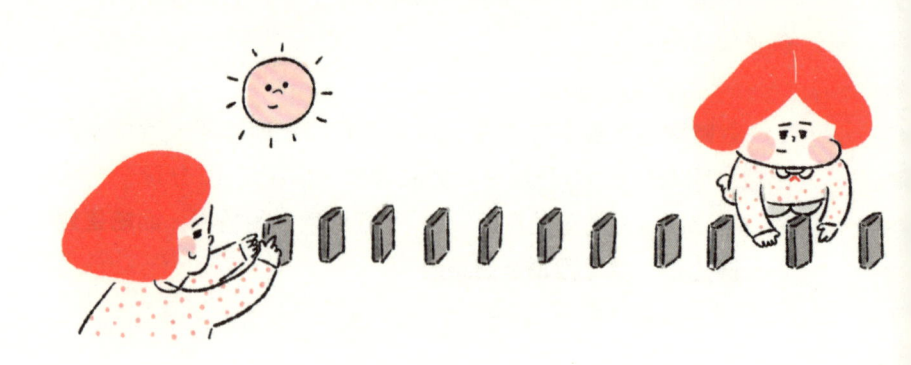

PART2 問題不在於個性，而是大腦的習性

又例如當主管問：「那項工作大概還需要多久才能完成？」時，我們往往無法準確評估，只能根據自己的理想回答：「應該還要1個小時吧」。但實際上，可能得花上一整天。

因此，我們也不擅長預測抵達目的地所需的時間。
即使現在已經能透過網路查詢搭乘交通工具所需的時間，但對於「從家裡走到車站要多久」、「錯過電車會耽誤多少時間」這類的估算，還是很不拿手。

一回過神來，時間就彷彿被扭曲了一樣。
原本只是想滑個手機放鬆一下，不知不覺就過了30分鐘。這種事，對我們來說簡直是家常便飯。

因為經常遲到、趕不上時間而被說成「沒時間觀念的人」，但其實，這就是我們被失控的腦內時鐘擺布所過的日常。

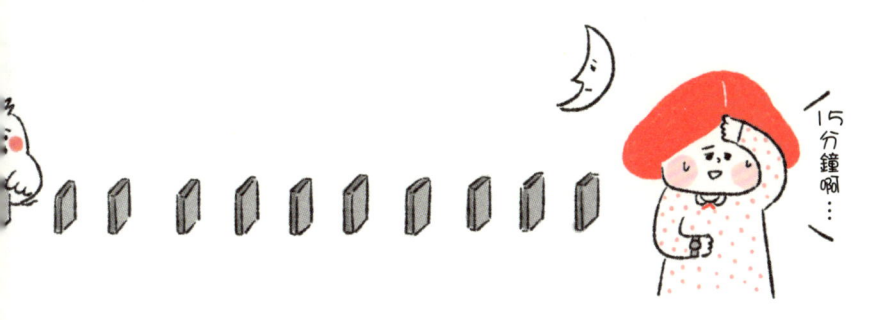

**大腦習性導致的案例①**

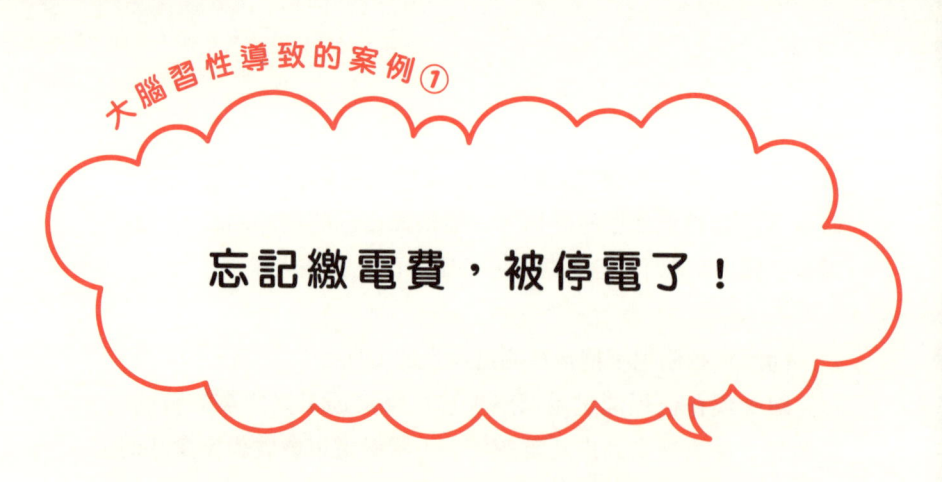

# 忘記繳電費,被停電了!

> 雖然想著「必須處理才行」卻總是拖延。
> 除了延遲報酬障礙外還有其他原因

前面介紹了三種「大腦習性」。而之所以會出現種種問題,其實並非出自於單一的習性。多半是在多個習性的絕妙團隊合作之下,才讓我們深受其苦。接下來,就讓我來介紹一些具體案例吧。

這是剛開始獨立生活的大學生,或剛步入職場的社會新鮮人常犯的錯誤。那就是忘記繳交水電等費用。

明明知道得去銀行辦理電費自動扣繳的手續,卻總是一邊想著「一定要去處理才行」,一邊拖著不做。更麻煩的是,銀行櫃檯只營業到下午3點,而我們卻總是趕不上。

明明心想:「沒辦法,只好拿繳款單去便利商店付款。」卻怎麼都找不到繳款單。雖然心裡知道不妙了,卻也懶得找。加上第一次獨立生活令人感到自由又新鮮,結果就完全把電費這件事拋到腦後。直到某天按下電燈開關時,燈卻沒亮,整個房

PART2 問題不在於個性，而是大腦的習性

間呈現一片黑暗。真沒想到會發生這種事！

　　會發生這種麻煩，其實正是因為大腦的「延遲報酬障礙」習性作祟。用電、用水早已被視為理所當然，因此難以想像不繳水電費會造成什麼後果。再加上過去從未經歷過被停電這類的**「負面報酬」**，注意力自然就更容易被眼前「一個人生活的快樂」所吸引，把那些麻煩事全都拋在一旁。

　　此外，未能在時間內前往銀行窗口屬於「時序處理障礙」；弄丟匯款單則屬於「抑制控制障礙」導致的粗心行為。

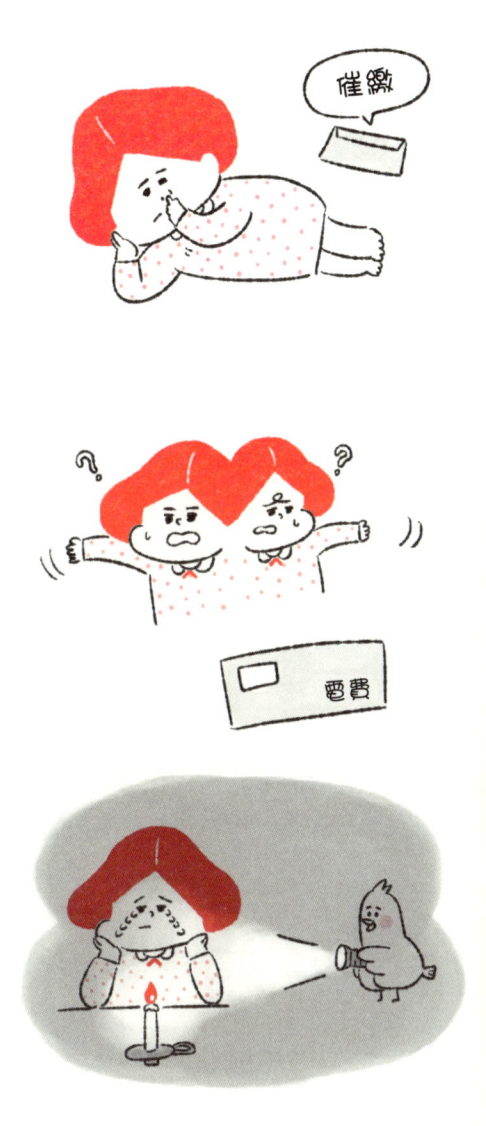

> **大腦習性導致的案例②**
>
> # 明明抵達時應該還很充裕，最後卻大遲到！

**▍雖然屬於時間處理障礙的典型案例，但其實也隱藏著「煞車失靈問題」**

　　例如和剛交往的男友初次約會時，應該誰都不想要弄得匆匆忙忙的吧？通常都會早點起床做好打扮，提早10分鐘抵達集合地點。明明也是朝著這個目標做準備的，有時卻會突然發現「咦？好像要來不及了！」。這是為什麼呢？

　　一開始預估「只要有1個小時，就能充分做好準備」，但最後卻過於投入在畫約會的妝容上。即使前一天就決定好要穿的衣服，仍忍不住想：「還是穿這套比較好吧」，於是開始換裝。中間又發現剛才一直戴著的項鍊不見了，於是開始尋找。時間就這樣一點一滴地流逝了。心想：「得確認電車的時刻表才行」，但在用APP搜尋時，卻又被跳出的廣告吸引了注意力，發現一直很想買的東西正在打8折，結果不小心就花時間下單了。等回過神來，原本要搭的電車已經發車了，最後只好頂著一頭亂髮趕車。

PART2 問題不在於個性,而是大腦的習性

會這樣大遲到,當然是時間處理出了問題。除了預估1小時過於樂觀、花了超出預期的時間在化妝和換衣服,甚至還分心去網路購物,對時間的敏感度實在過於低落。

從這裡也可以看出,這其實是無法壓抑「就是想這麼做」這種心情的抑制控制問題。

例如明知道沒時間,卻仍反覆換裝、過於熱衷於換裝而弄丟首飾,甚至是被8折誘惑無法自制。這些,全都是抑制控制障礙的表現。

ADHD的人生中,總是充滿了「我到底在做什麼啊!」的突發事件。即使別人聽來覺得有趣,但本人卻實在是笑不出來。

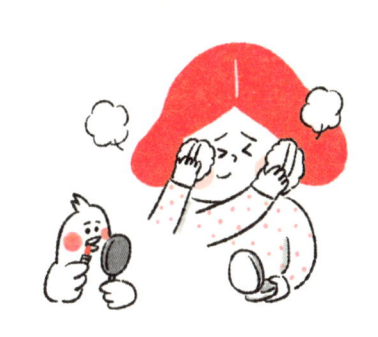

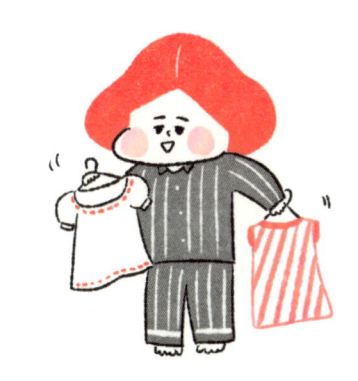

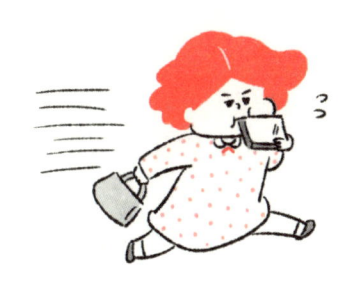

**大腦習性導致的案例③**

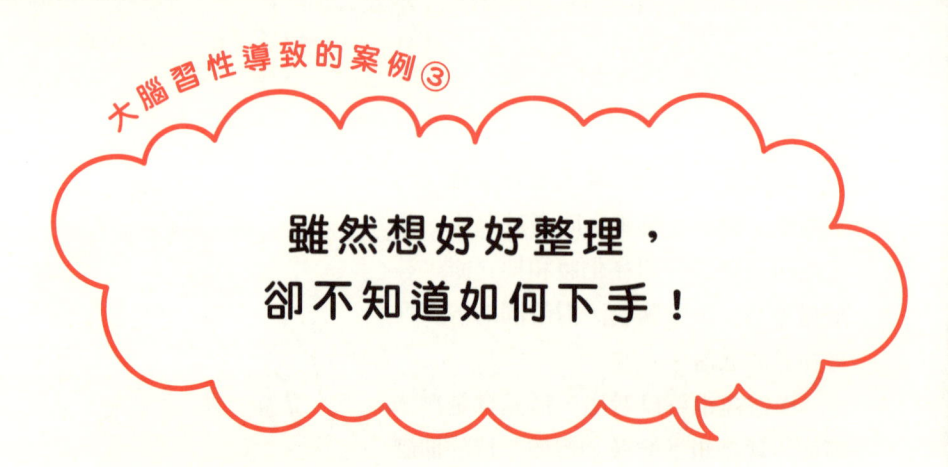

> 雖然想好好整理，
> 卻不知道如何下手！

## 當3種大腦習性重疊，就成了無可救藥的髒亂房間

ADHD的房間髒亂問題非常嚴重。

地板上堆著衣物的小山、雜誌和書本的小山，以及寶特瓶的山丘，幾乎看不見地板；東西多到門打不開，或者關不上；廚房裡使用過的碗盤堆積如山，沙發上則堆滿了洗好、烘乾的衣服，讓人無處可坐。平日工作太累，想說等假日再收拾，但待在髒亂的房間裡讓人心煩意亂，最後還是忍不住跑出去玩。也因此，房間永遠都是亂的。

房間會亂的最大原因，就是沒有把物品放回原位。用完就隨手一丟，脫掉的衣服也隨手丟著。當使用完某樣東西後，馬上就對它失去興趣，彷彿那個物品就從視線與腦海中一起消失。而且只要一覺得「想要」，就會衝動購買，導致東西愈來愈多。這些行為，全都屬於抑制控制障礙的表現。

PART2 問題不在於個性,而是大腦的習性

亂也沒關係,只要有定期整理就好,但偏偏ADHD型人總是會「拖延」。畢竟亂也不會死人嘛。但如果不準備食物,就會肚子餓;幾天不洗衣服,就會沒衣服穿,這些行為會直接影響生活。然而不打掃、不整理,似乎不會馬上造成什麼大問題。不,其實會產生問題,但因為很難立刻察覺,也就難以轉化為行動。沒錯,這就是所謂的「延遲報酬障礙」。

而這種行為也與時間處理障礙有關。

例如:「整理這個書櫃大概只要30分鐘,那就順便整理一下電視櫃吧。只要兩個小時就能把整個客廳都搞定了!」這種過度樂觀的時間預估會導致不切實際的計畫,實際上卻可能花上3倍的時間。當事情無法照計畫完成時,就會逐漸喪失動力。

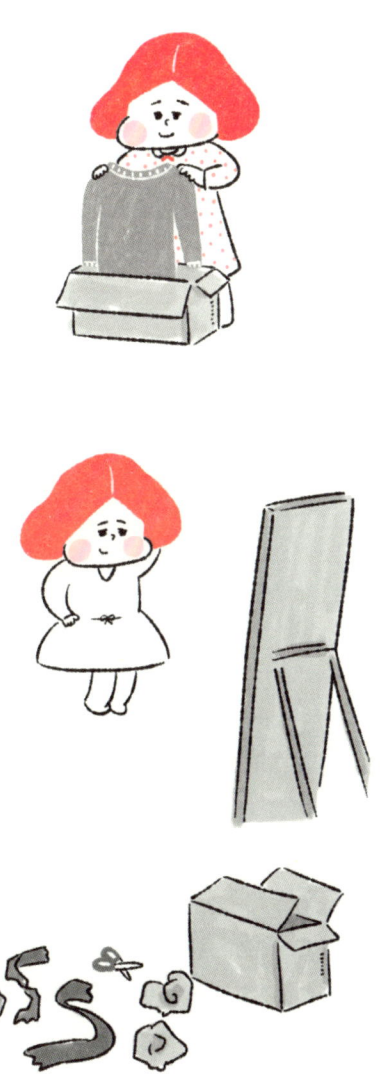

> 結論
>
> # 累積小小的「立足點」，邁向「做得到！」的目標吧

## ▎生活中愈多困難的人，愈應該學會運用方便的道具及系統

　　看到這裡可以發現，許多困難，都是在ADHD大腦習性的複雜交互影響下所產生。因此，光靠「我決定從明天起洗心革面」、「這次我絕對不要再犯錯！」這種**靠毅力克服的想法，絕對無法讓一切順利**。這點非常重要。

　　不過，幹勁確實非常重要，能夠果斷下定決心的率直，也非常了不起。

　　因此，就維持這些優點，再加上具體的對策吧。

　　這麼說也許有點突然，但你有聽說過「抱石」嗎？

　　這是一種抓住牆壁上被稱作「岩點」的突起，並將這些岩點當作立足點，攀上牆壁、朝目標前進的運動。高級玩家能抓、能踩的岩點很少，但初學者則有許多岩點可供踩踏。能踩踏的地方愈多，愈好爬。就像我們的人生一樣，當遇到困難時，就多增加一些立足點吧。

所謂的立足點，有可能是方便的道具、不容易失敗的系統、行事曆、容易專注的環境、手機提醒，或者是與願意幫忙的人建立良好關係等等。更何況人生不像抱石，可以無限增加立足點。

接下來的章節，將介紹如何建立「立足點」。

也許在讀這些章節的同時，你會認為：「若做得到，一開始就不會那麼辛苦啦」，甚至可能一看到就覺得自己辦不到。但請不要急於下定論。別忘了，容易放棄也可能是意志控制障礙所造成的。

**只要找到一個讓你覺得「這件事我說不定辦得到」的項目，就勇敢地試著去做做看吧**。只要有了一個立足點，你眼中的世界就會開始變得不一樣。

也許在實際嘗試後，會發現果然還是太勉強了。但只要依照自己的特質做出調整，或借助他人的力量，事情往往都會變得比較順利。而成功的喜悅，也勢必會成為我們ADHD人生中不可或缺的「獎勵」。

其中有一點必須注意的是，那就是：請不要認為「只要做了這件事，我就能輕鬆辦到這些普通的事了。」未患有ADHD的人的「普通」，和我們的「普通」是不一樣的。不，其實說到底，這個世界根本沒有所謂的「普通」。若為了迎合這種曖昧不清的定義，而讓自己精疲力竭，那就太可惜了。

我們應該要為「我們的普通並不普通」而感到驕傲。

### ADHD型人的「雖說如此」對談②

## 自己就是自己的隊友，因此更應該理解做出那些行為的原因！

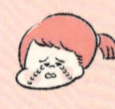

原來是因為「大腦的習性」啊，我懂了。老師，雖然是這樣沒錯，但沒有這些大腦習性的人，就算不這麼辛苦，也能順利完成各式各樣的事對吧。**好羨慕喔！**

沒錯。我也一直以為：「大家應該都跟我一樣覺得麻煩，只是他們能忍耐、努力克服。」但事實上，**一般人和我們，在面對障礙時的感受度是完全不同的。**

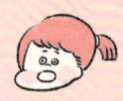

咦，怎麼聽起來有點悲傷⋯⋯

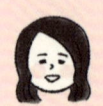

但我們也有很多**我們獨有的魅力、優點和長處啊！** 這一點千萬別忘了。

咦？真的嗎？像是什麼？快告訴我吧！

就是這點！**好奇心旺盛，以及像孩子般真誠單純的地方。**

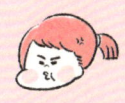

PART2 問題不在於個性，而是大腦的習性

咦，我怎麼完全不覺得這是誇獎的話。

怎麼會呢？看到這麼率真的表情，反而會讓人感到安心。而且正因為有著十足的好奇心，才能發想出各式各樣的企劃，也才會有想要去取材的衝動啊。這對工作上來說不是一大助力嗎？

確實如此，我的好奇心真的很旺盛！

還有，**能在短時間內發揮強大專注力**，也是ADHD型人的優點。因為大腦會突然釋放大量的獎勵荷爾蒙，所以能用近乎過度專注的狀態完成工作。
現在這個世界，也愈來愈傾向於**發揮ADHD和ASD（自閉症類群障礙）的長處，而不是單純試圖改善症狀**。

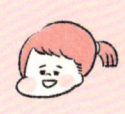

原來如此！不過，在感到開心的同時，我也有些遲疑。當然啦，這世界上確實有很多充滿魅力的ADHD患者，但我自己根本一點也不厲害。
很多人會說發展障礙者當中其實有很多天才，可是我不太喜歡這種說法。畢竟我根本**沒想過要成為像愛因斯坦那樣的人**。我只希望自己能夠好好地、正常地，把普通的事情做好，那樣我就心滿意足了！

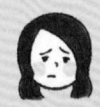

的確,確實會這麼想。但我覺得,還是放下「想當個普通人」的想法比較好。M小姐雖然沒有被診斷為發展障礙,但據說發展障礙並不會真正「痊癒」。

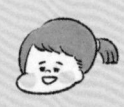

真的嗎?可是就算被診斷為ADHD,也還是有人可以正常工作吧?

那當然。有很多方法可以讓我們的生活過得更輕鬆。像是改變環境、改變行動方式,我也一直在和大家分享這件事。
而且,要我們去當個「普通人」,真的很辛苦。那麼辛苦就只是為了變得普通,不覺得很沒意義嗎?與其追求那種模糊的「普通」,不如嘗試發展自己的長處吧!當然,這也代表我們還是得改善一些原本比較不擅長的部分。

但我實在有太多問題了,根本不知道該從哪裡開始。

那妳可以先跟我說說,現在有什麼讓妳煩惱的事嗎?

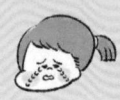

這樣可能會說不完耶。首先是工作吧。因為我對工作的專注力很難持久,所以每次都會拖到最後一刻才做完。編輯的工作會牽涉到很多工作人員,如果我總是拖到最後,會造成大家的困擾。我也不擅長處理行政相關的事,不是忘了付款,就是辦公桌太亂,搞丟重要的資料。

PART 2　問題不在於個性，而是大腦的習性

明明也有很多擅長的事情，但失敗的經歷總是特別刺眼。

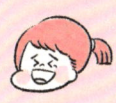

還有，我家也很亂。雖然我很喜歡做菜，但很討厭收拾，也不喜歡打掃，所以廚房裡總是油膩膩的。

原來如此，妳也很喜歡購物。房間裡是不是堆滿了東西？

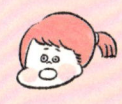

正是如此。我的衣櫃都快爆炸了，新買的衣服堆在窗簾那邊。折衣服實在太麻煩了，所以它們都堆在沙發上。
還有最近外國連續劇對我來說也是一大問題……**每看完一集，我就會忍不住點「繼續觀看下一集」**。到底是為什麼呢？我知道「必須去睡覺了」，再看下去就沒時間休息。但我還是無法停止，等我回過神來，已經是隔天早上了！

這樣等於連在家也不能好好放鬆。妳有男朋友嗎？

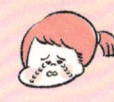

有是有……但我房間太亂了，每次他來找我，都會一直唸我，讓我覺得好煩。好朋友都已經結婚了，只有男友還會和我玩，我真的不想分手。但最近我們吵架的次數變得太多了……說實話，我完全無法自我肯定。對於自己這麼沒用、又沒自信，我真的很想哭。

這樣啊。但我希望妳別再責怪自己「為什麼做不到」了。畢竟「明明知道卻無法停止」，是大腦的習性。但因為大家對這件事的認知度還不高，所以常會有人說：「既然知道，就不要做啊。」這點最令人難受。

真的。但就是會一直想「為什麼？」

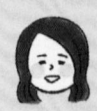

我建議妳可以把問題從「為什麼？」改成「該怎麼做？」去想想看「該怎麼做才能戒掉這個習性？」、「該怎麼做才能遵守諾言？」然後一點一點改變自己的行動。

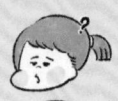

但該怎麼改變行動呢？

M小姐妳最想先改變什麼呢？想從哪個部分開始著手呢？

咦……全部。我全部都想改！

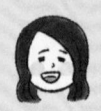

如果最後真的能全部改掉，當然是最好。不過還是要一步一步慢慢來。若可以的話，我希望妳可以從簡單的事情開始做起，妳覺得如何？例如像是**製作待辦清單**這樣的事。

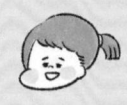

我有做啊！只要想到要處理什麼事，我就會馬上筆記下來，嘿嘿。

PART 2 問題不在於個性，而是大腦的習性

這樣啊。那妳有好好活用清單嗎？是不是隨便找一張紙來寫？寫下來當然很好，但妳有沒有把紙弄丟過？

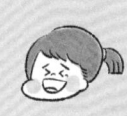

唔！妳真厲害，都被發現了。

如果生活中的事情總是亂糟糟的，我建議可以先從時間管理開始著手。哪怕只是學會一點點時間管理的方法，生活也會多出一些餘裕。當事情逐漸變得順利時，也會比較容易建立起自我肯定。

除此之外，學會善用「獎勵」的方式，很多事情也會變得比較好開始。這一點也包含在時間管理術之中，請務必試試看。

順帶一提，我也很在意我和男友之間的關係，不能先從這部分開始嗎？

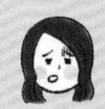

只要牽涉到其他人，改變就會變得比較困難。再稍等一下吧。等學會了時間管理之後，我們再來慢慢談這件事。

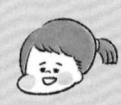

我知道了！請教我如何管理時間！

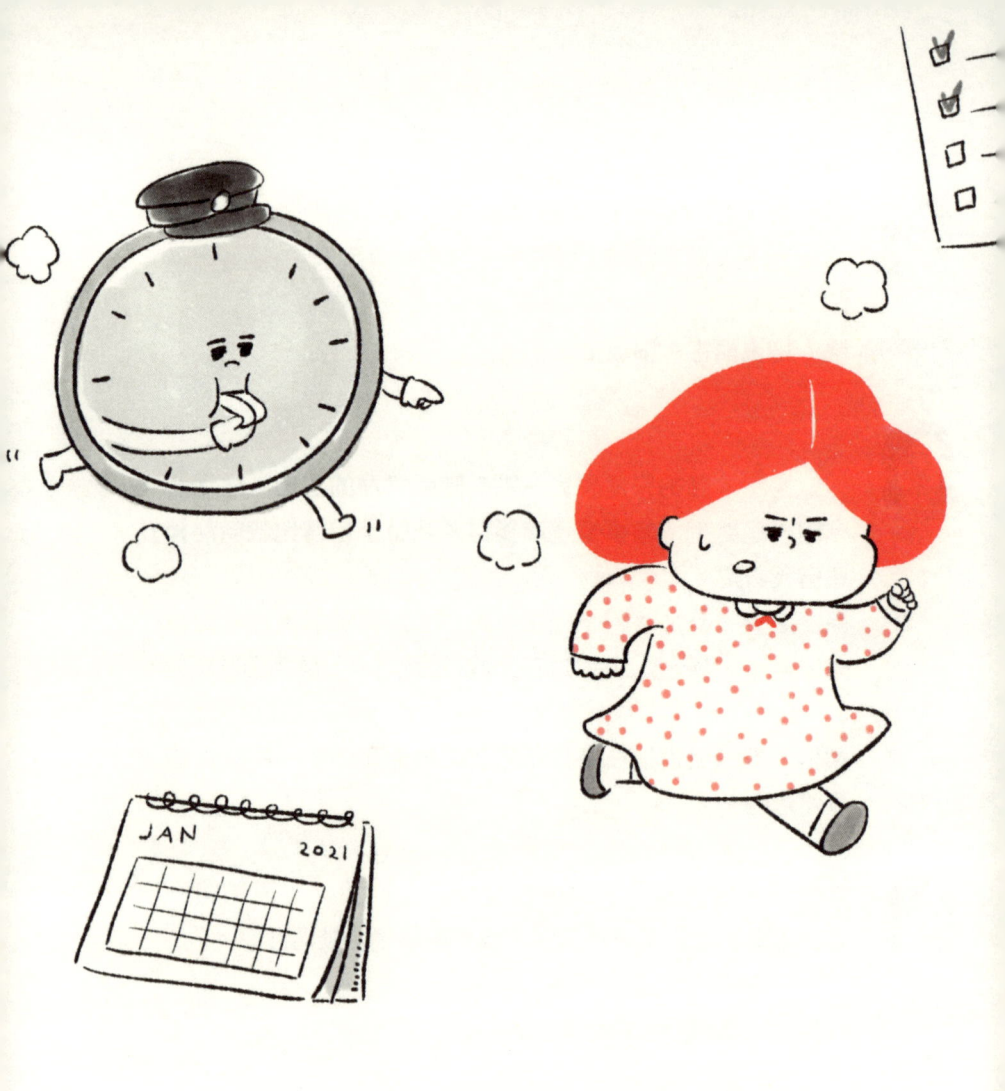

為了讓每天都比今天過得更舒適，時間管理相當重要。
只要時間上有了餘裕，心情也會變得更放鬆。
煩惱一定也會變少許多。

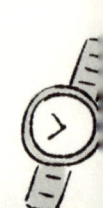

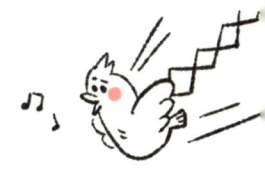

PART

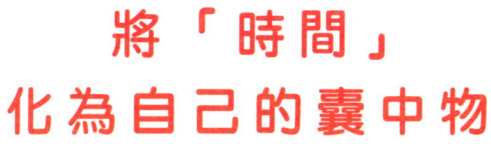

3

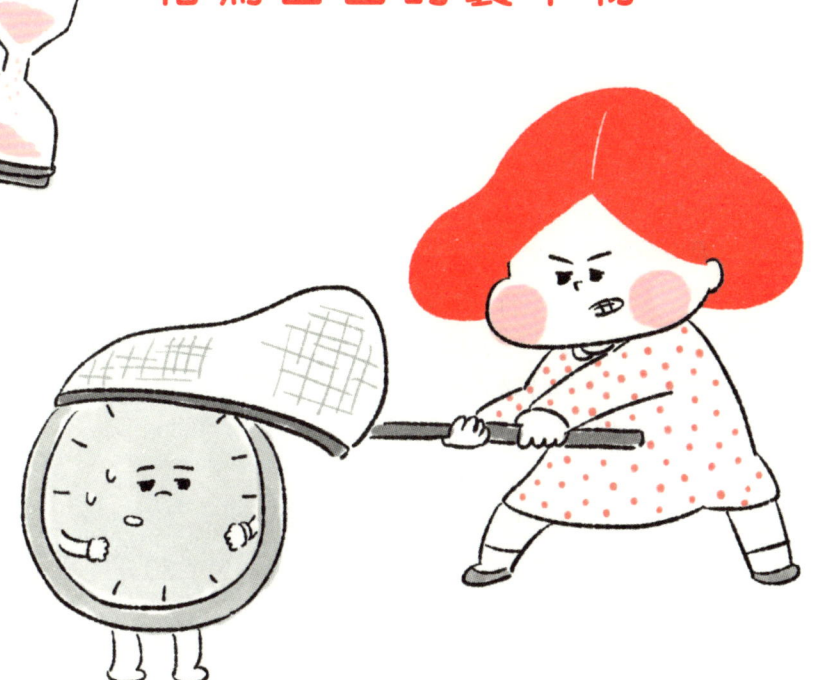

將「時間」
化為自己的囊中物

什麼是時間管理？

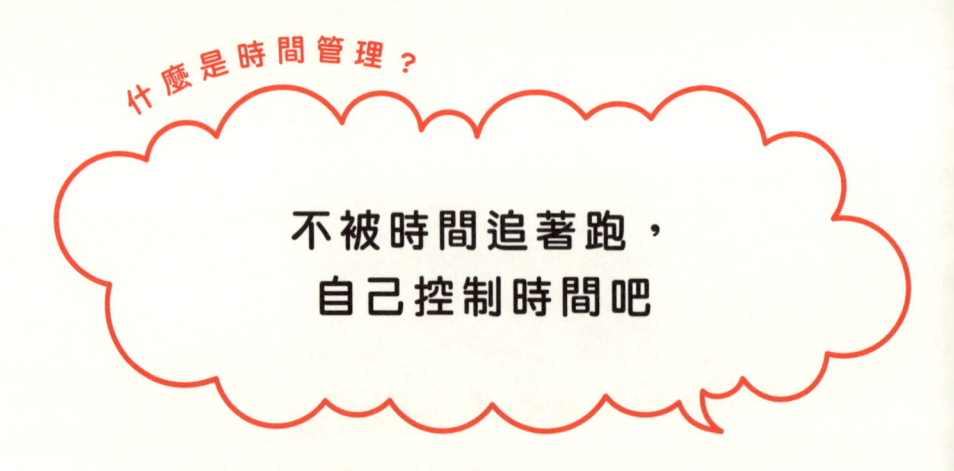

> 不被時間追著跑，
> 自己控制時間吧

## 你符合幾項？
## 容易出現的時間管理失敗案例

「無法妥善管理時間」是ADHD人士常見的困擾，但其表現形式不只一種。

例如：
- 老是拖到最後一刻，甚至遲交。
- 明知道非做不可，卻總是提不起勁開始。
- 就算開始了，最後還是趕不上截止日，進而感到挫折。
- 忘記約定的時間，或記錯時間。
- 因為待辦事項太多而感到恐慌。
- 愈來愈晚睡，生活節奏開始混亂。
- 正在做該做的事時，卻突然轉去做別的事。
- 原本只打算休息5分鐘，回過神卻已經過了30分鐘。

等等。

很遺憾地，也許有些人會發現自己符合以上所有項目。不過沒關係，我也是如此，許多讀者也是如此。

雖然原因有許多種，但以下是較具代表性的幾個：
- 擬定計畫的方法不正確，或者未依照計畫執行。
- 估算時間時不夠精準，不清楚實際所需的時間。
- 習慣拖延，不到緊要關頭就提不起勁。
- 比起主軸，更在意枝微末節，結果容易迷失方向。
- 完美主義作祟，在交出自己能接受的成果前不想提交。
- 過度依賴毅力和動力，常常說「總會有辦法的」。
- 對時間的感知有落差，難以維持時間上的專注。

我想，很多人都曾遇過這些問題。因為這其實就是「大腦的習性」。但絕對不需要因此就放棄。因為其實，有很多時間管理的方法是非常適合ADHD型人的。

## 只要掌握時間管理的訣竅，生活技能就會大幅提升！

當時間管理技巧變得熟練，不僅能「在期限內完成任務」、「不會遲到」，生活中的大小事也會變得更順利。而在這個過程中學會的技能（也就是製造「立足點」的方法），也能靈活運用在生活中的各種場景裡。為了讓自己活得更輕鬆，也為了學會讓自己輕鬆的思考方式，就讓我們從時間管理開始吧！

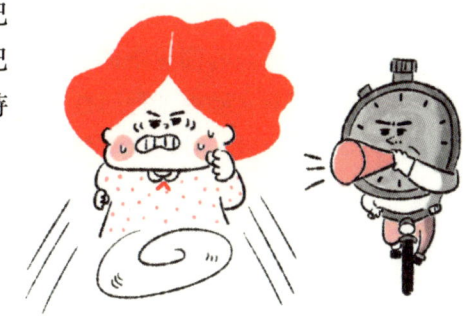

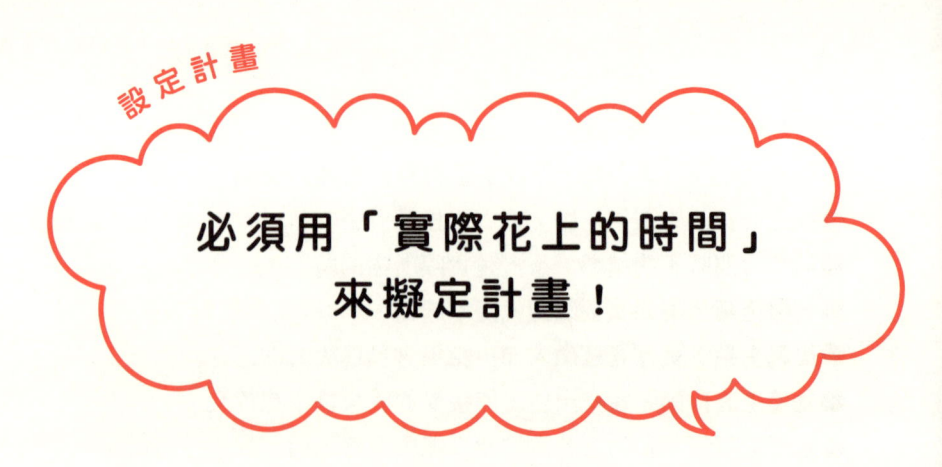

> 設定計畫
>
> # 必須用「實際花上的時間」來擬定計畫!

## 你是否會從截止日開始回推呢?

「咦?原來是要用回推的方式嗎?我完全不知道!」

許多ADHD型的人聽到這個方法後,眼睛一亮,充滿感動。沒錯,就是要用回推的方式。

其實我以前也不知道這個方法。

無論是想準時離開家門、趕上資料提交的截止日,還是定時吃晚餐,重點都在於回推時間。只要從目標時間開始,一項一項扣掉每個步驟所需的時間,你就會知道應該從什麼時候開始做。

不擅長時間管理的人,可能完全忽略了這個回推的步驟,或者沒有正確地進行回推。

小時候,我們常常聽到要「立定計畫」,但卻沒有人告訴我們這些基本的技巧。所以,也許有些人甚至會認為計畫不重要。如果你也是這樣的話,就從今天起,開始改變這個想法吧。

## 為了弄清到底花了多少時間，試著做時間紀錄吧！

若想正確擬定計畫，就必須清楚知道每項作業實際需要花多少時間。接下來我要出一個例題，請試著記錄從起床到出門為止所花的時間（以實際的數字計算）。

①按照順序寫出早上從起床到出門前的所有例行事項。
②計算每一項所需的時間。
③寫成一覽表，計算總共需要的時間。

在匆忙的早晨做這件事可能會有點困難，因此建議可以在前一天晚上先完成步驟①，並將手機或計時器放在枕邊。

---

### 用手機來做時間紀錄非常方便

雖然也可以使用一般的計時器，不過我想在這裡介紹一下，如何使用手機內建的計時器功能來做記錄：

①活動開始時，按下「開始」鍵開始計時。
②換到下一個活動時，按下「分圈（Lap）」鍵（只要不按停止鍵，按下「分圈」就會自動記錄為「第一圈」、「第二圈」……，不需要另外做筆記）。
③所有活動結束後，按下「停止」。
④把每個分圈的時間記錄下來。

現在也有很多「時間紀錄APP」，建議可以下載來試試看喔。

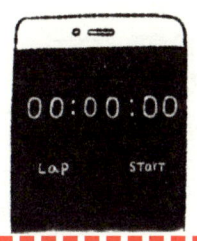

## 做完時間紀錄後做個筆記，看看到底花了多少時間？

想提醒大家的是，希望大家在做紀錄時，能盡量維持平時的生活節奏。ADHD型人很容易因為一不小心意識到「現在正在計算時間！」就加快速度，或突然變得俐落，但請先試著壓抑這樣的反應。如果想用玩遊戲的方式進行紀錄，也可以先預測每個項目大約會花多少時間並做筆記，之後再拿實際所花的時間來比對看看。

我建議記錄大約10個項目左右。若項目太多，也可以簡化分類，例如「洗手間20分鐘」，以「場所」作為單位來記錄也可以。實際記錄後的結果如下。

| 早上做的事 | 所花的時間 |
| --- | --- |
| 醒來到離開被窩 | 15分 |
| 打開窗簾 | 1分 |
| 洗臉 | 3分 |
| 準備早餐 | 15分 |
| 吃早餐 | 10分 |
| 收拾早餐 | 5分 |
| 刷牙 | 3分 |
| 化妝與整理髮型 | 18分 |
| 換衣服（挑衣服） | 15分 |
| 確認帶出門的物品 | 5分 |
| 合計 | 90分 |

## 根據時間紀錄，
## 將早上的行程視覺化

　　接下來就是重頭戲了。就讓我們根據前頁的結果，來擬定早晨的計畫吧。如果希望早上8點準時出門，只要從8點回推並排定行程，就可以知道自己應該在6點半起床。

　　時間行程如下。

| 6：30 | 醒來 |
| --- | --- |
| 6：45 | 從被窩出來，打開窗簾 |
| 6：46 | 洗臉 |
| 6：49 | 準備早餐 |
| 7：04 | 吃早餐 |
| 7：14 | 收拾早餐 |
| 7：19 | 刷牙 |
| 7：22 | 化妝與整理髮型 |
| 7：40 | 換衣服 |
| 7：55 | 確認帶出門的物品 |
| 8：00 | 出門 |

　　接著，請把做好的行程表貼在顯眼的地方。早上起床後，就按照這張表一步步準備。重點是行動時要經常留意時間。

　　如果沒辦法按照計畫進行，那可能代表你的時間紀錄有誤，請試著重新調整一次。假如你平常離開被窩的時間大約已經是7點了，那就想想看是否能從某個時段中減少15分鐘。也可以參考P96的「晨間組合」。

**行程管理**

> # 沒寫下的行程就視同「沒行程」。
> # 立刻寫下，統一管理帶著走

### ▎將事情寫在行事曆上，不要記錄在資料的背面或信封的某個角落

「○月○日13：00開始開會」
「報告的截止日為×月×日早上」
「想看的電影只上映到△月△日」
像這類具體的日期和時間，應該在聽到當下立刻記下來。
絕對不能想著「等一下再寫」。沒寫下來的行程，就等於「不存在的行程」。
只要你心裡冒出「等一下再寫」的念頭，那件事就已經消失了。
不過，也不是說只要把所有事情都寫下來就好。
所以請別抱著「總之先記下來再說」的心態，隨便寫在資料背面、信封的角落，或是用過的便利貼上。
如此一來，這些資訊便如同掉進黑洞般，全數消失無蹤。
也有些人會寫在便利貼，並貼在電腦上。但卻也常發生「便利貼愈貼愈多」、「便利貼在不知不覺中不見了」的狀況。

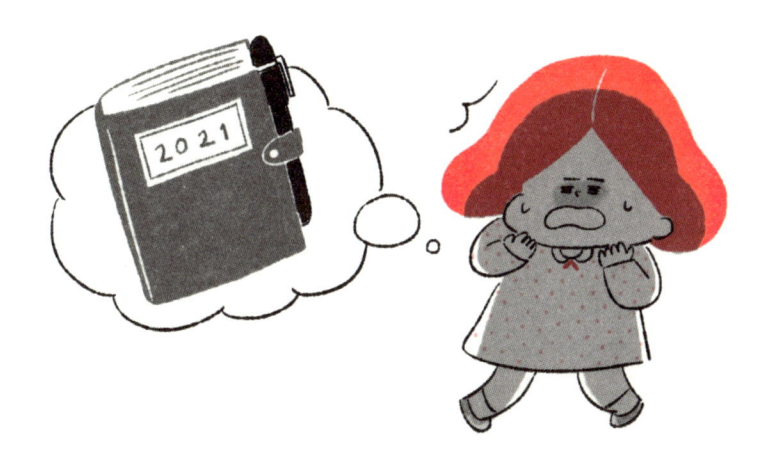

**用來管理行程的道具,只限一樣。**

資訊統一,對我們這類ADHD型人來說,是最重要的原則,這點請務必要遵守。

所使用的道具絕對不能超過一樣,也就是「行事曆」。

非數位派的話,就用筆記本;數位派則可以使用手機內建的日曆APP,把所有行程都記錄在裡面。

咦?你說除了寫在筆記本,還會抄一遍到壁掛月曆上?

這樣其實非常危險。像是漏寫、寫錯等情況,很常發生。

同樣的,若同時寫在行事曆中「月」和「週」的兩處都寫上行程,也要小心。我可以理解想要一目了然看到整個月的安排,但一開始還是應該先以資訊統一為優先。

還有一點非常重要,就是要隨身攜帶你的行事曆。行事曆若不在手邊,就無法「立刻記下」事情。建議你把它當成身體的一部分一樣隨身帶著。

**管理工具①**

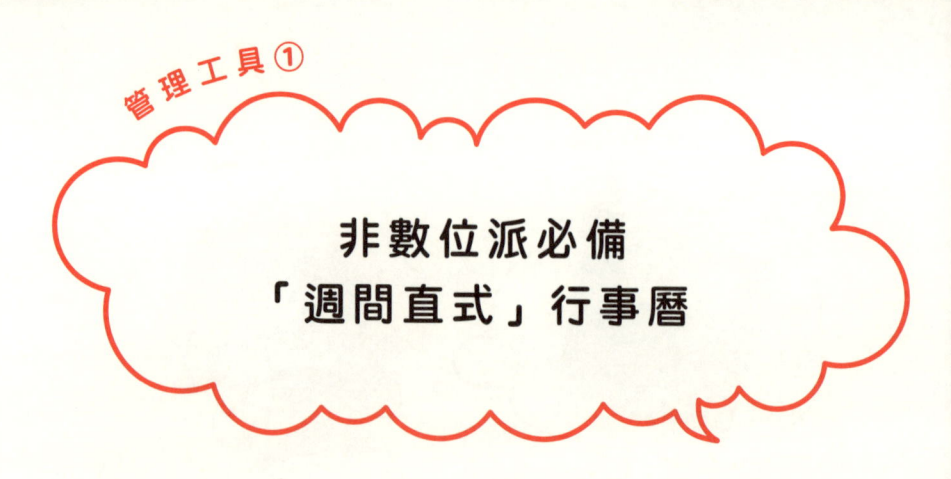

# 非數位派必備
# 「週間直式」行事曆

> **空閒時間一目了然。**
> **用視覺了解自己的行程**

　　雖然行事曆五花八門,但唯一推薦**ADHD型人使用週間直式行事曆**。

　　一打開行事曆,就能看到一整週的行程,哪天有事、哪天有空都一目了然。

　　無論是工作、出去玩,還是和家人有約,全都可以寫進去。書寫用筆則建議選擇紅、黑、藍三色的擦擦筆。這樣一來,就算寫錯也能擦掉,不會讓版面變得亂七八糟。

　　此外,旁邊最好要有橫4cm × 縱10cm左右的留白。

　　在留白的地方,可以寫下本週的待辦清單。

　　若你手邊沒有這種行事曆,就去買一本吧。**行事曆可說是超重要的道具,最好盡快入手**。能今天就去買嗎?還是明天?用網路訂購也可以,立刻行動吧。

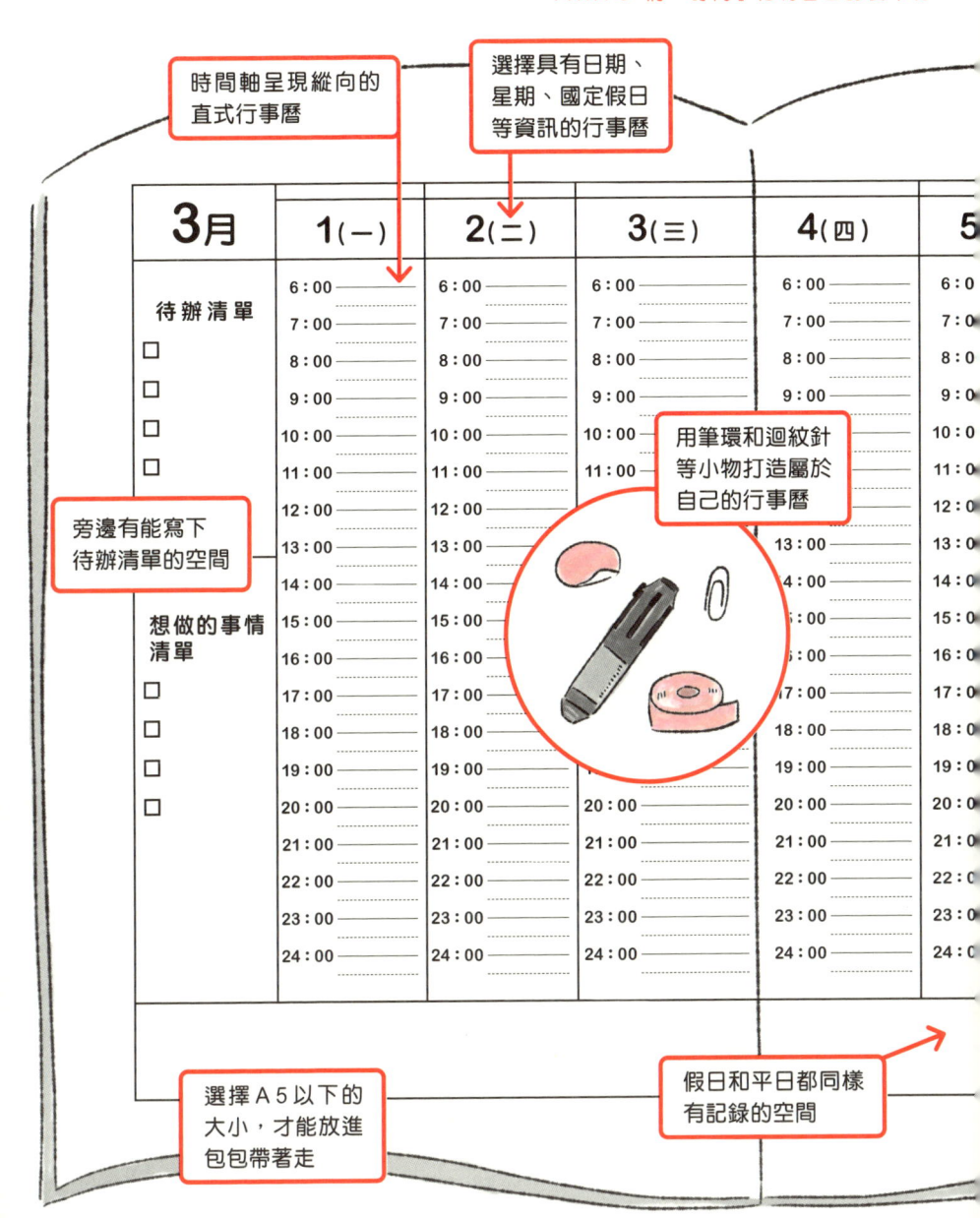

PART3 將「時間」化為自己的囊中物

| 3月 | 1(一) | 2(二) | 3(三) | 4(四) | 5 |
|---|---|---|---|---|---|
| 待辦清單 □ □ □ □ □ | 6:00 7:00 8:00 9:00 10:00 11:00 12:00 13:00 14:00 15:00 16:00 17:00 18:00 19:00 20:00 21:00 22:00 23:00 24:00 | 6:00 7:00 8:00 9:00 10:00 11:00 12:00 13:00 14:00 15:00 16:00 17:00 18:00 19:00 20:00 21:00 22:00 23:00 24:00 | 6:00 7:00 8:00 9:00 10:00 11:00 20:00 21:00 22:00 23:00 24:00 | 6:00 7:00 8:00 9:00 10:00 11:00 12:00 13:00 14:00 15:00 16:00 17:00 18:00 19:00 20:00 21:00 22:00 23:00 24:00 | 6:0 7:0 8:0 9:0 10:0 11:0 12:0 13:0 14:0 15:0 16:0 17:0 18:0 19:0 20:0 21:0 22:0 23:0 24:0 |
| 想做的事情 清單 □ □ □ □ | | | | | |

- 時間軸呈現縱向的直式行事曆
- 選擇具有日期、星期、國定假日等資訊的行事曆
- 用筆環和迴紋針等小物打造屬於自己的行事曆
- 旁邊有能寫下待辦清單的空間
- 選擇A5以下的大小,才能放進包包帶著走
- 假日和平日都同樣有記錄的空間

**管理工具②**

# 數位派務必活用月曆APP

## 用鬧鐘功能和提醒功能，來阻止「大意」

我本身是非數位派，很喜歡使用紙本的行事曆。但有些人習慣使用能連動手機與電腦的行事曆APP，他們都說行事曆APP讓人「愛不釋手」。

●能在手機與電腦確認到相同的資訊

只要在手機和電腦都下載同樣的APP，無論在哪邊輸入了行程，都能互相同步。由於是透過雲端管理，就算發生手機摔壞等狀況，行程也不會消失。

●有鬧鐘功能及提醒功能

針對絕對不可以忘記的行程，可以在輸入行程時，設定「提醒功能」。這樣一來，鬧鐘便會在行程開始前響起，防止我們忘記。如果設定了位置資訊，當經過藥妝店附近時，便會顯示「買洗衣精」的提醒。

●**共享行程**

只要使用能與家人互相分享行程的APP,就能輕鬆分享「今天一早就有行程」、「這天會比較晚回家」等資訊。如果「只想分享某項行程」,也可以選擇自動傳送至對方的信箱。

●**連結待辦清單**

若事先將必須完成的行程輸入待辦清單,就能同時自動載入行事曆。一次記載,便能同步載入,這功能相當好用。

雖然許多行事曆APP擁有許多方便的功能,但對於完全沒使用過行事曆APP的人來說,或許在使用上會有些困難。

如果「不知道如何使用」、「使用起來不順」,這樣的狀況可能會讓行程管理變得更麻煩。因此,從紙本行事曆開始使用,然後逐漸過渡到其他方式,這也是一個不錯的方法。

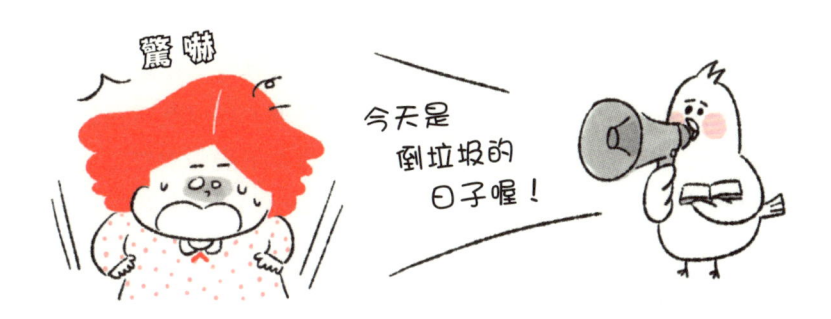

待辦清單 ①

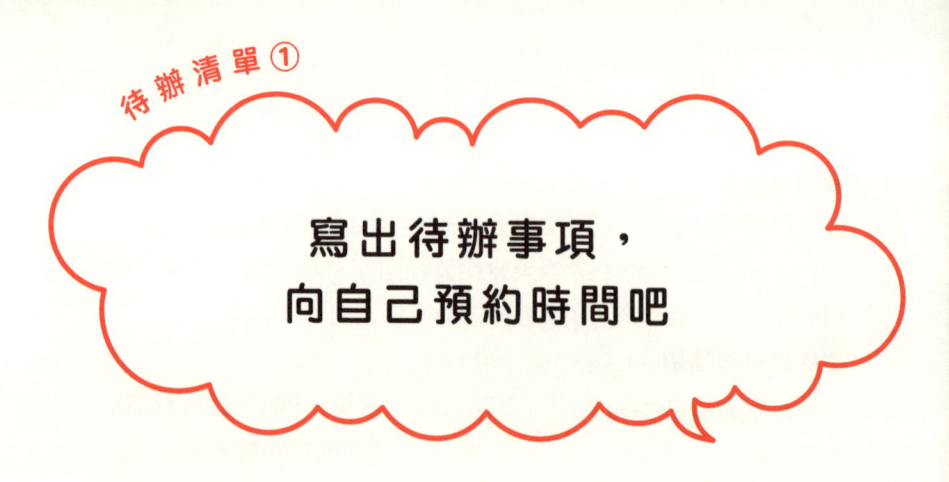

## 寫出待辦事項，向自己預約時間吧

### ▍養成習慣，在早晨加入擬定待辦清單的行程

　　準備好行事曆（或APP）後，若未好好使用，就沒有意義了。因為這不只是一張紙條，而是**你重要的「經紀人」**。

　　隨身帶著行事曆，每天都時常確認。這麼做是為了提醒自己該做什麼事，也讓我們確認事情的進度。**一天至少應該在早、中、晚時確認，總共確認3次**。因此，首先應該安排「確認行事曆」的時間。

　　其中，早上最為重要，請務必在早晨確認今天一整天的行程。可以選擇在工作前，或是送家人出門後等時間確認。應該先固定好確認時間，並養成習慣。除此之外，可以選擇在午休時確認一次，睡前再確認一次等。試著將剩下的兩次確認時間也定好吧。早上沒空的人，也可以在前一天晚上先撥空確認「明天的行程」。

在這些時間點上,我希望大家務必製作並仔細確認當天的待辦清單。

在這個時間點,想一想要處理的作業。像是每天的固定行程、必須在今天完成的事、會議及其準備、回家路上必須購買的生活必需品清單等等。並盡可能將其細分,將每項任務一一寫進待辦清單。

## 待辦清單前畫上口,獲得小小的成就感

製作待辦清單時,有一個重要的技巧,那就是**在最前頭畫上口**。

這些口其實非常重要。當事情完成,並在框框中打勾後,即便是再小的事,都會有「太好了」、「做完了」的喜悅。對於討厭延遲報酬(延遲獎勵)的我們來說,這一點真的非常重要。在待辦清單前頭加入口並打上勾勾,好好欣賞自己的傑作吧。

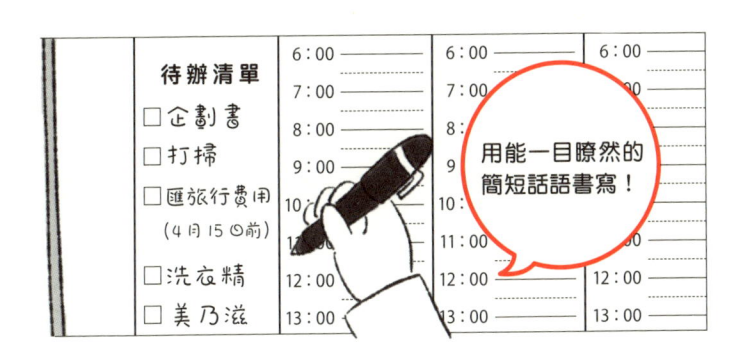

## 將待辦清單的項目
## 加入今日的行程並「預約」

話題回到早晨的行程管理。

在早晨（或前一天晚上）將今天要做的事製作成待辦清單後，還有一件事希望大家務必記得做。

那就是將清單填入行事曆（或手機）的直式頁面中。例如寫報告的時間、買洗衣精補充包的時間點。對了，還有去郵局的時間點。

此時，「會議」、「和朋友吃午餐」等已排定好時間的行程，應該早已寫進行事曆。因此，將待辦清單中的項目填入還空著的時段吧。

這麼做是為了**向自己預約時間**。若不這麼做，一天就無法開始。

此時我希望大家留意一點，那就是要預估將花費的時間。若用「這種小事5分鐘就做好了」、「拼一下用半小時做完」這種激勵式的方法來組織行程，肯定行不通。讓我們**根據需求，重新訂定進度表，重新審視計畫吧**。

若發現項目規模較大，則應**盡量把作業劃分得細一點**。

## ADHD型人容易出現的「失敗清單」是什麼？

待辦清單是整天行動的救生繩索。若清單中有遺漏，可能會造成嚴重後果……

就像下面的插圖。「雖然咖哩如預期一樣完美完成，但卻忘記煮飯了，而且家裡根本沒有米！」這樣的情況會讓一切的努力，轉變為「我果然很沒用」的心情。

在製作清單時，就必須盡可能具體地想像每一項事項。然後在一天中多次重新審視清單，這樣能更容易注意到是否有遺漏的事項。

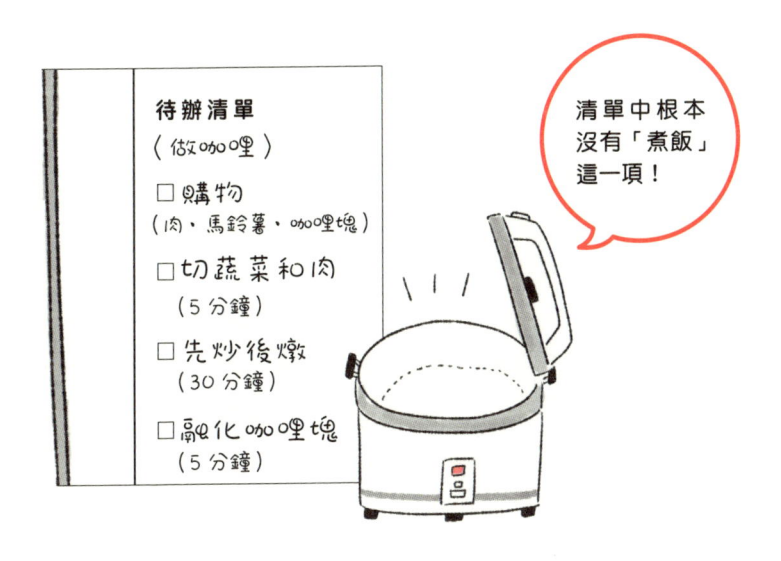

待辦清單
（做咖哩）
☐ 購物
（肉、馬鈴薯、咖哩塊）
☐ 切蔬菜和肉
（5分鐘）
☐ 先炒後燉
（30分鐘）
☐ 融化咖哩塊
（5分鐘）

清單中根本沒有「煮飯」這一項！

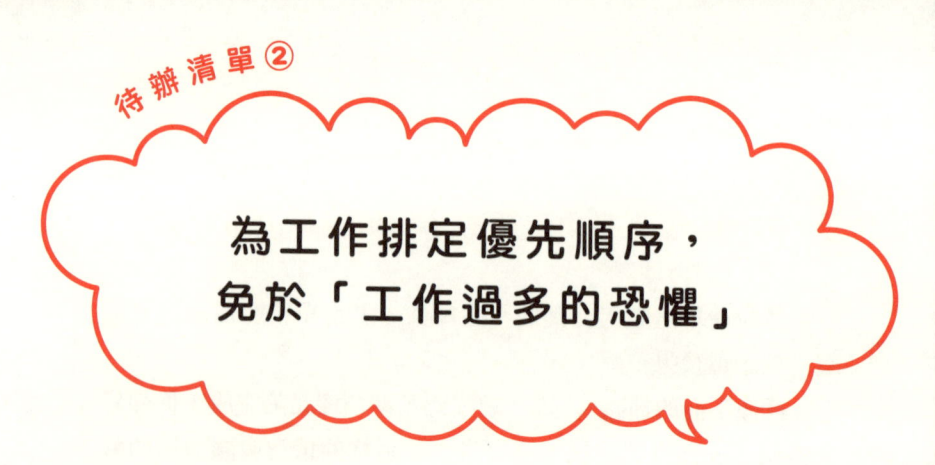

> **待辦清單 ②**
>
> ## 為工作排定優先順序，免於「工作過多的恐懼」

### ▎排定優先順序時，從緊急、重要度高的事情開始排起

明明心裡想著「完成Ａ工作後，就做Ｂ工作吧」，卻因為一通突如其來的電話，而多出了Ｃ工作。由於是緊急的工作，而先開始處理Ｃ工作後，卻被主管問：「Ｄ工作的進度如何了？」陷入大恐慌！

這種事確實常發生。**我們並不擅長一次處理兩項以上的工作。**整個人陷入一片慌亂，卻沒什麼效率。而此時，待辦清單也能幫助我們避免這種狀況。

無論如何，先緩緩焦躁的心情，深呼吸一下吧。

假設Ａ工作是你希望能盡快解決的案子；Ｂ工作的截止日到月底；Ｃ工作很緊急；工作Ｄ則是一直推遲的工作。

此時應該做的是先確定Ａ工作最晚何時必須完成，然後再請主管重新設定工作Ｄ的截止日。

最後理出的處理順序是 C → D → A → B。

此時應以這個順序製作待辦清單，並填寫上截止日。若優先順序可能會有變動，建議大家將待辦清單的事項寫在便條紙上，並貼在行事曆上。這樣一來，當優先順序改變時，就能輕鬆調整行事曆上的順序。

## 對自己未來來說重要的工作，也應排在清單的前頭

**決定優先順序的訣竅，在於緊急度與重要度。**

緊急度是根據截止日期的遠近來判斷。若接下來的工作進度不明確，可以先確認工作的截止日。若還未確定具體截止日，則可以先設置「自己的截止日」，並將其排入行程中。

儘管如此，若老是處理緊急度高的工作，會讓人覺得自己總是在當「救火隊」。因此，也應該儘早處理那些能提高自己評價的重要工作。

所以**將「對自己未來相當重要」的工作，也列入待辦清單的前面順位吧。**

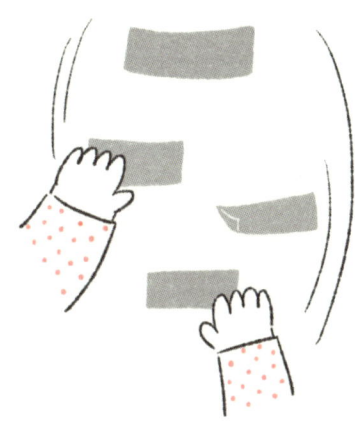

**待辦清單 ③**

# 想做的事和獎勵事項也必須列入待辦清單！

## 用紅筆寫「該做的事」，藍筆寫「想做的事」

製作待辦清單時，還有一件很重要的事。

那就是除了「該做的事」之外，也應該將**「想做的事」具體列為清單**。

想做的事，其實也就是「獎勵」。

如PART 2中所說，「延遲報酬障礙」是我們大腦的習性之一。若眼前沒有吊著一根胡蘿蔔，我們往往沒辦法前進。

如果待辦清單中只有「該做的事」，心情也會跟著低落。因此，應該將「想做的事」一併列入清單。

除了像「去看○○的演唱會」這種較遠的計劃，也可以列入「喝星巴克的新商品」、「上網看1小時的影片」這類較小且即時的事。

當然，在確認早上行程時，可以將這些事項也加入直式行事曆的時間軸中。

PART3 將「時間」化為自己的囊中物

關於這一點,接下來我會更詳細說明。我建議大家可以**將「該做的事」和「想做的事」以組合方式加入行程。**

**三色原子筆**此時派上用場了。用紅筆寫下該做的事,藍筆寫下想做的事(獎勵)。

而開會的行程則以黑色筆來標註,這樣一來就比較不會造成混亂。

將想做的事也一併寫入行程,並驕傲地在□裡打勾吧。

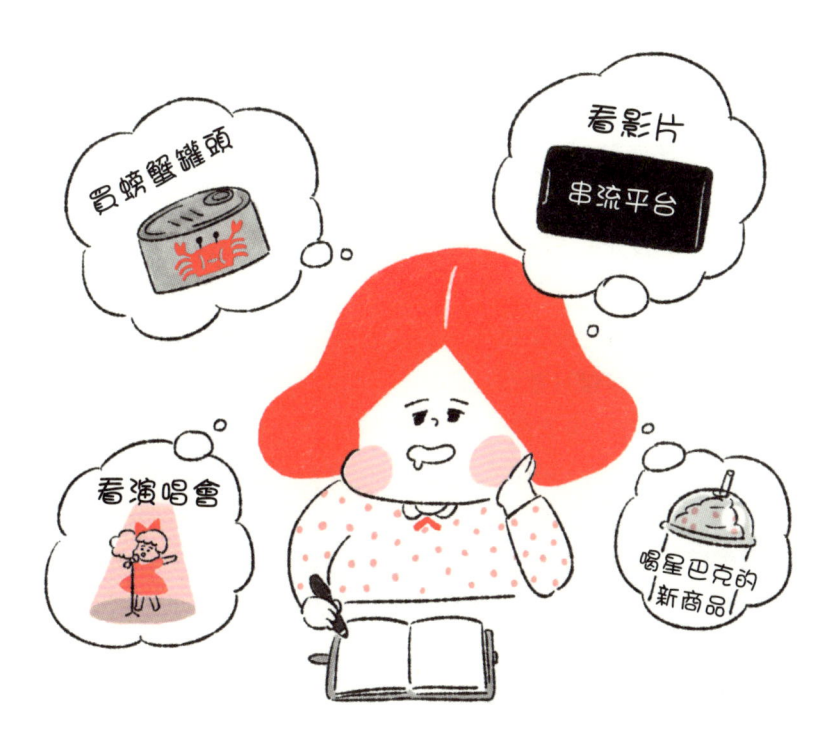

**防止拖延 ❶**

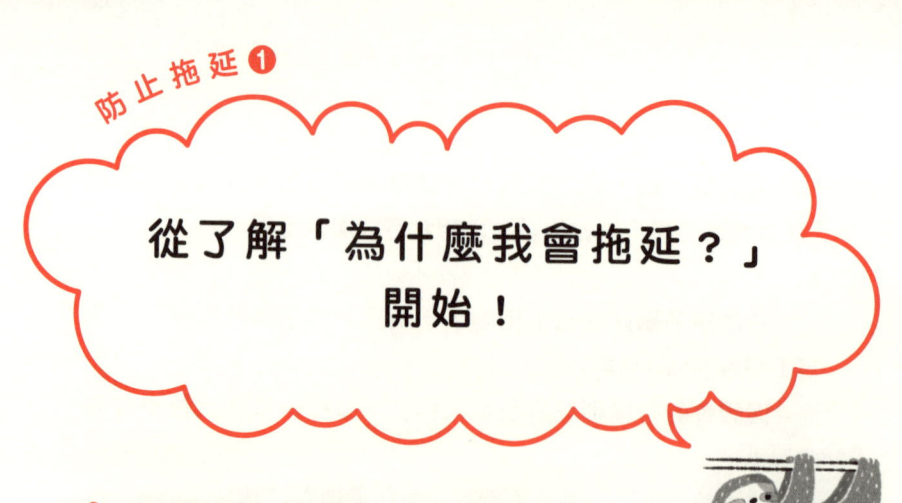

# 從了解「為什麼我會拖延?」開始!

## ▍就算常常「拖延」、「推遲」,也不代表你散漫、意志力薄弱

　　安排好行程後,就只剩下執行了!但此時會出現一個很大的問題。那就是即使到了排定的時間,卻遲遲無法著手行動的困境。沒錯,這就是拖延的習性。

　　在想辦法解決之前,先試著想想為何會發生這種情況吧。

　　是因為你很散漫?懶惰?意志力太薄弱嗎?

　　嗯⋯⋯雖然說起來簡單,但其實會發生這種狀況,背後的情緒其實非常複雜且豐富。以下是一些常見的原因:

①**完美主義**。「如果要做,我就想做到最好」的想法,夢想愈來愈大,卻不清楚該如何實現理想。若隨便開始做就覺得會失敗,因此遲遲無法行動。

②**恐懼感**。「這麼困難的工作,我真的能做到嗎?不,一定做不到,乾脆不開始做了」這種恐懼感,有時會讓人失去跨出第一步的勇氣。

③**等待動力**。每個人都會有「突然湧現動力的瞬間」。特別是對

ADHD型人來說，這種瞬間的感覺通常很強烈，有時還會讓我們一口氣完成很多工作（但並不常見）。因此，我們有時會以等待動力為藉口，推遲處理。

④**喜歡拖到最後一刻**。由於過去有過臨時抱佛腳的經驗，覺得「等到快接近期限時，會比較有動力」。但其實這並不代表一定能趕上最後期限。

⑤**不想做的工作**。生活中常會出現一些「完全沒興趣的工作」或「無聊的工作」，讓人感到缺乏動力。很多人在面對這類工作時，會選擇偷懶，心力只投入7成。但對我們來說，只有零或一百的選擇。因此，當我們無法投入百分之百的精力來處理這些工作時，就會完全不想去做。

⑥**我本來真的要去做了，但你卻對我碎碎念。多虧了你，害我失去動力了**。被人一說後，就不想做了。

⑦**現在不是做這件事的時候**。總是有許多工作要處理，沒有任何空閒時間。能拖的事情就先拖著，可能一輩子都不會去做。

⑧**無法立即獲得成果**。ADHD型人面對「無法在一天內完成，必須花很長時間的工作」時，常常無法開始。由於偏好能立即見效或帶來刺激的活動，進度較慢且需要更多時間的任務就容易被拖延。

⑨**沒時間**。這與⑦、⑧有些相似。有些人會認為「要整理這個房間，無論如何都得花3天時間。我根本沒有那麼多假期，怎麼可能整理好？」

防止拖延 ❷

> 千里之行始於足下。
> 開始的門檻設定得愈低愈好

## ▌擺脫「拖延」，降低門檻的方法

不斷拖延必須做的事情看似輕鬆，但事實上卻是一件很痛苦的事。這些事情總是被擱置在心中的某個角落，因此總會有一種被追著跑的感覺。

想擺脫拖延，有兩個訣竅。

**①把開始的門檻降低。**
**②準備獎勵。**

就這麼簡單，無論是工作、整理房間、寫給親戚的感謝函，還是尋找舉辦忘年會的店家，這兩個訣竅都能幫助你改善拖延的習慣。

**為了「降低門檻」，必須將所負責的工作細分化**。無論工作規模多大，仔細一看，都是由一個個小步驟所構成的。從當中最容易著手的部分開始吧。

PART 3　將「時間」化為自己的囊中物

　　以收拾房間為例，也可以從看「整理達人的YouTube影片」，或是去買垃圾袋這類小步驟開始。若是需要花上5小時的課題，就試著先做5分鐘就好。

　　這樣一來，門檻就會大幅降低。

　　雖說「千里之行始於足下」，但其實跨出第一步比走千里路還要困難。

　　就像搭乘雲霄飛車一樣。一開始，車子需要靠馬達將它拉到頂點，接下來就只需利用重力，車子自然就會跑了。我們也是如此。

　　所以，我們需要借助馬達的力量，把自己拉到能夠奮力向前衝的位置。

　　而馬達的力量，代表著什麼呢？其實就是獎勵。

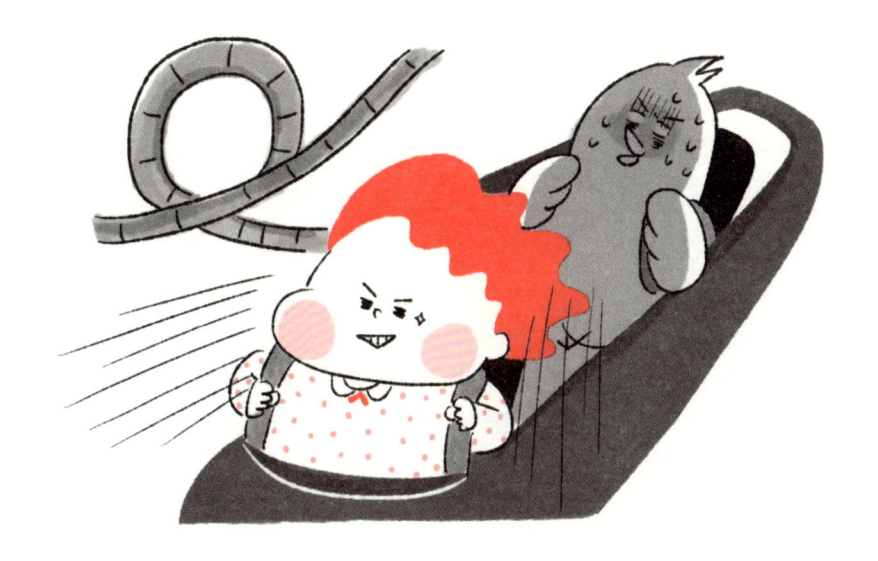

**防止拖延 ❸**

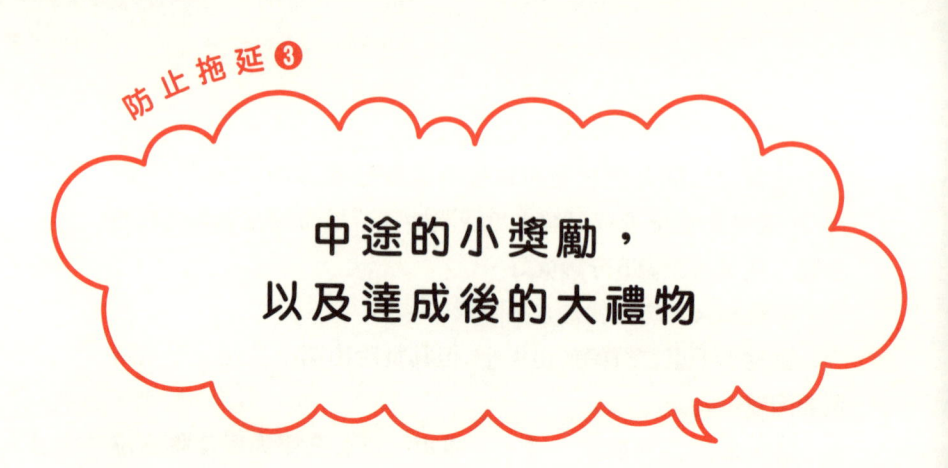

# 中途的小獎勵，
# 以及達成後的大禮物

## ▌在每個步驟都準備獎勵

還有一個防止拖延的小訣竅，那就是獎勵。

P86中所提到的「想做的事清單」也是其中一種方法。

和「該做的事」以組合的方式加入行程，會更具效果。當然，「想做的事」應該設定為做完「該做的事」後才能做。

而順利執行的訣竅就在於將課題細分化。先準備多個小的獎勵，等所有目標都達成時，就能獲得大的獎勵。而若將大獎勵設定為平時認為「過於奢侈，不敢享受」的等級，應該會更具效果。

至於小獎勵，由於一天之中會需要很多個，因此不能設定得過於奢侈。像「做到這個段落後，就可以喝茶配巧克力」或「看影片半小時」等等就不錯。

這種方法對於會在工作時想到其他想做的事（看社群網站及網路新聞等等），並容易分心者來說是一個好機會。可以將「很想去做，甚至令自己分心的事」當作獎勵，當工作到一個段落時就可以去做。

若要「等告一個段落」才能獲得獎勵的難度太高，也可以將獲得獎勵的門檻設為「再5分鐘」。將鬧鐘設定在5分鐘後，並在鬧鐘響之前專注於工作。雖然只是短短的5分鐘，卻無比重要。因為我們的大腦，會給遵守5分鐘規則的自己「達成目標的成就感」當作獎勵。**所以就試著活用我們單純又美好的大腦機制吧。**

若你是「一直都毫無顧忌，總是對自己很好！」，總是獎勵自己的人，也可以趁這個機會稍微克制一下。

另外，我也很推薦將平時就會吃的便利商店甜點設定為「獎勵」。

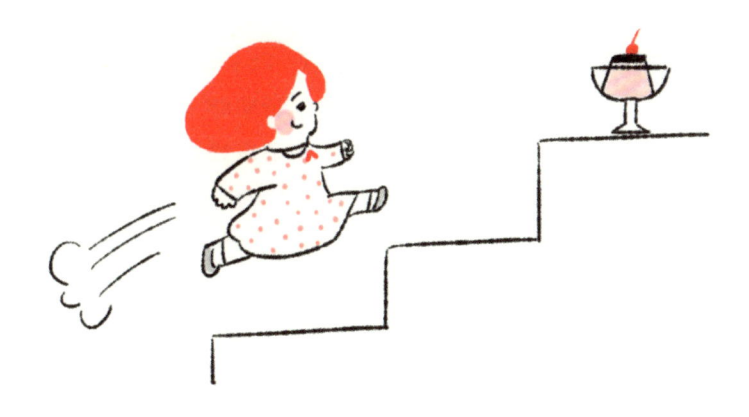

> 行程管理
>
> # 未順利完成也不應責備自己。
> # 而是審視、修正、執行！

## 務必安排訂定及修正行程的時間

當「試著執行，但卻未能照著計畫走」時，請先告訴自己：「會發生這件事也是意料之內」。若執行計畫如此簡單，我們就不會這麼辛苦了。所以，請不要因此放棄。我們不應因此感到沮喪，也不應責怪自己，而是應該修正作法。

●重新審視行程

前面有提到一天至少應確認行事曆3次。而在第2、第3次確認時，請務必確認進度。當進度未如預期時，就應該去思考每一項工序所預估的時間是否有誤，並予以修正。在修正的過程中，應該能了解「這項工作會花多久時間」、「在這個時段我的專注力會降低」等資訊。

●只做決定好要做的事

在進行行程內的工作時，不應上網、與同事聊天或看電視。愈是不感興趣的工作，愈容易讓人分心。此時，應該在手

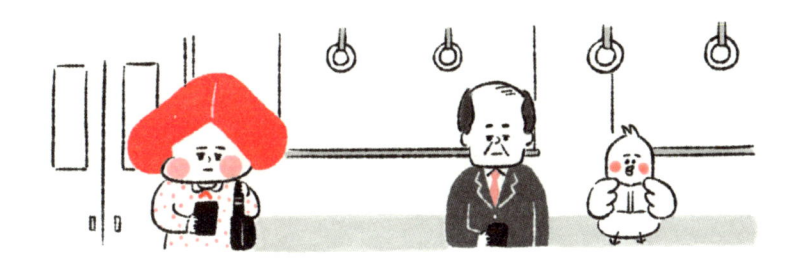

邊的紙上寫下「開電視」等工作結束後想做的事,並把這些事當作工作結束後的獎勵。

● **困難的事情選在較有動力的時間點做**

在重新審視行事曆時,應該會發現自己在某些時段狀態較好,另一些時段則提不起精神。對於困難或令自己提不起勁的工作,應盡量選在狀態較好的時段處理。而當感到「專注力下降」時,則應該改做簡單、容易讓自己提起興致的工作。

● **利用零碎時間處理小型工作**

利用在通勤的電車中、在咖啡廳等待餐點等的零碎時間,處理一些小型工作。例如重新審視行事曆、寫好感謝信的大綱、回覆簡短的信件等等。

希望大家能用上述的方法調整時間與行程,找出最適合自己的方式。

*早晨的省時作戰*

# 在前晚準備好「晨間組合」。
# 拯救明天的自己

> 為了避免到早上才開始找東找西，
> 先整理成「組合」放在玄關

　　無論平時多麼嚴謹地管理行程，若總是找不到需要的東西，還是會讓寶貴的時間一點一滴地流逝。特別是一大早出門前，總會陷入一陣混亂。

　　雖說如此，前一晚其實也可能很忙、很累。不過，只要相信自己做得到，就試著提前準備看看吧。如此一來，我保證隔天的你一定會感謝這麼做的自己。

● **做好早餐組合**

　　一早開始做玉子燒、烤魚、味噌湯，現煮白飯。這確實很理想，但請先把這種想法放在一旁吧。在準備晚餐時，順便把早餐要吃的飯糰也一起做好並放入冰箱，再加上晚餐剩下的配菜和味噌湯。如此一來，就不用花太多時間準備早餐了。

● **搭配好服裝**

　　在前一天晚上先決定好隔天打算穿的服裝。包括內衣褲、襪子（或褲襪）、皮帶、手錶等也一併準備好。只要事先準備齊

全,就能避免「內衣沒洗好!」「襪子只有一隻」等慌亂情形。

●**準備好出門必備的組合**

錢包、手機、鑰匙、月票、行事曆,這些都是我們每天不可或缺的物品,但也最容易被隨處亂放。因此可以準備一個籃子之類的容器,回家後務必把這些物品放回固定的位置,用完後也記得歸位。一起幫這些東西設一個家吧。

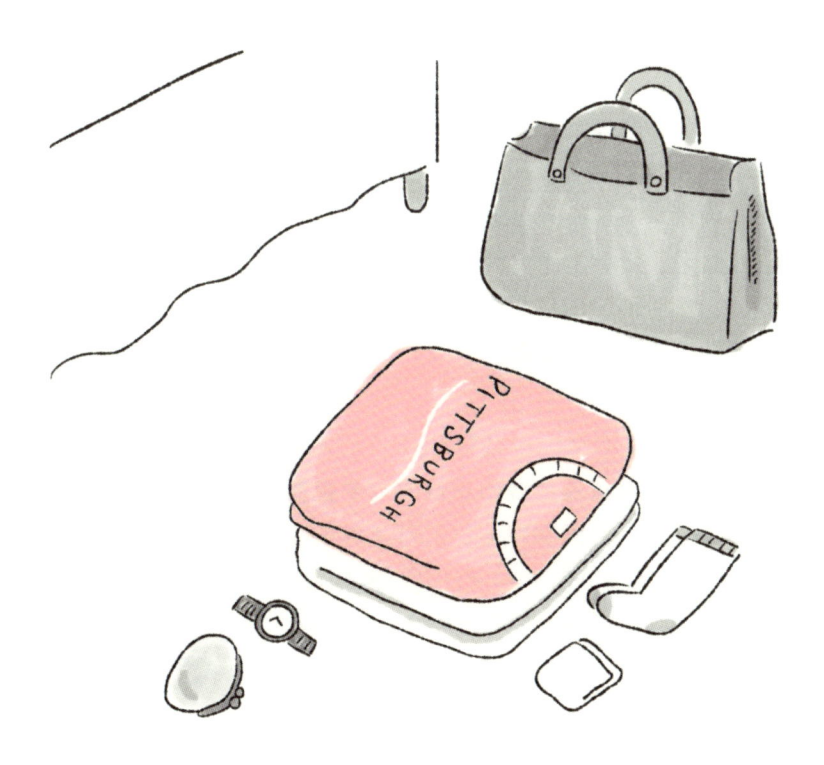

*夜晚的時間管理*

> # 為了多睡1分鐘，
> # 妥善運用時間的祕訣

## ▌使用睡眠相關的APP，客觀地測量睡眠時間

　　ADHD型人常會有「無法戒掉熬夜習慣」的煩惱。明明深知早睡早起的重要性，也知道睡眠不足會讓隔天整個人精神恍惚，但就是不想睡。會造成這種狀況，背後其實有很多原因。

　　像是「還有工作沒做完，必須趁晚上做」、「只有晚上才是我的自由時間，所以想盡情看影片和玩社群遊戲」、「一想到明天又要上班，就不想睡」等等。

　　我懂你的心情。但是**對ADHD型人來說，充足的睡眠和規律的生活，其實遠比我們想像的還要重要**。睡眠不足會影響隔天的專注力，而睡眠障礙也很可能導致憂鬱。有研究指出，被診斷為ADHD的成人中，有38.3%有心境障礙（憂鬱症、雙極性情感疾患等），47.1%則有焦慮症（壓力反應、恐慌症等）。

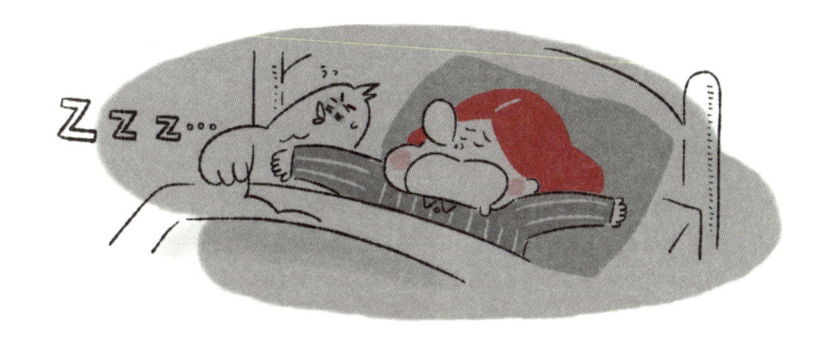

如果還有工作沒做完，不如早點起床來處理吧。效率絕對會提升3倍以上。

　晚上開始看影片和玩遊戲也是非常危險的事。一旦ADHD獨有的過度專注在那種「感覺像永無止境的長夜」裡啟動，就根本無法靠自己停下來。此時，時鐘和鬧鐘幾乎都失效了。

　若真的很想看影片，要不要試著在洗澡時看呢？例如帶著防水的平板進浴室，看完一集就離開。設計出一個「機制」，讓我們剛好能在一個段落結束。

　只要把待辦的工作寫進行事曆並視覺化，或許就能稍微減輕對隔天的焦慮感。

　另外我也很推薦試用看看睡眠APP。只要下載專用的APP，並將手機放在枕邊，就能記錄睡眠時間和深淺。我自己實際使用後也很驚訝，發現睡眠時間比想像中還要短。

　由於還能知道睡眠的深淺與品質，也許會因此產生「就算只有1分鐘也好，希望比昨天更早睡、睡得更沉一點」的想法。

## ADHD型人的「雖說如此」對談 ③

# 為了防止獎勵作戰失敗，必須設定禁慾期

美鈴老師，**用手機管理行程**真是太棒了。超棒又超方便！

真的很方便嗎？那太好了！

咦，這不是您教的方法嗎？為什麼您會是這樣的反應啊？

喔，因為我其實比較喜歡用非數位的方式，所以一直沒用過手機行事曆。不過**感覺地點提醒APP真的很方便**。下次再教我怎麼用吧。

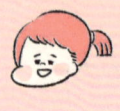

我也有用手機來管理待辦清單。可以立刻把想到的事情記下來，也能隨時查看。光是忘記帶東西的情況變少了，就能省下不少時間。每次想到**有手機這個經紀人**，我就覺得心情輕鬆多了。

那早上的行程呢？有因此準時出門嗎？
用回推的方式擬定行程的做法，實在讓我歎為觀止。直到現

在開始依照時間行動，才發現原來過去**我根本沒在看時鐘**。

其實很多人都是這樣。常常是在終於一看時鐘時，才發現「已經來不及了！」。

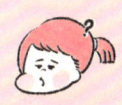

雖然我開始漸漸學會時間管理的方法，但還是常常在中途就失去專注力，趕不上截止日。這是我現在的課題。

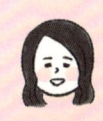

妳有在實施**獎勵大作戰**嗎？

有是有啦，但不太順利。因為我**本來就對自己很好**，所以早就習慣有那些獎勵了……真是有點難為情。

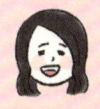

沒關係，很多ADHD型人都是這樣。這種時候，**設定禁慾期**非常重要。也許可以試試把平常會毫無節制購買的東西變成獎勵？

像是如果趕上截止日，就可以買衣服之類的？

或是要寫完兩頁稿子，才可以去咖啡店喝新出的飲品之類的。

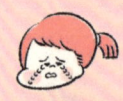

可是我就是無法遵守。

**若想要遵守，就應該做出宣言**。像是說出：「我不做到某個進度，就不吃點心！」並請身旁的人幫忙監督妳。
我常常在咖啡廳寫稿，也會跟咖啡廳的店員做出宣言。

真的嗎？但您不認識對方吧？

點咖啡後，店員不是都會問：「要不要搭配一塊蛋糕呢？」嗎？這時我就會告訴他：「**在工作告一段落之前我會忍住！等我努力做完後再點。**」然後2小時後，我就會告訴店員：「我做完了。請給我一片起司蛋糕和咖啡續杯！」有時店員還會跟我說：「辛苦了。」

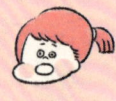

好厲害喔！我從來沒看過有人這樣做。

然後啊，為了設定獎勵，我平常不喝我最愛的拿鐵，而是忍住，只喝黑咖啡！如果我能專心工作2個小時，就可以把拿鐵當成獎勵。要是沒辦法專心，就只能用「咖啡續杯半價券」。

原來這些小細節都這麼重要啊。

PART3 將「時間」化為自己的囊中物

給自己一點壓力，其實也很重要。我在咖啡廳工作時，會刻意不帶電源線，心想：「這個電量只能再撐1小時15分鐘！」來逼自己。一開始我也不知道這樣做到底會有什麼效果，但在實際操作的過程中，一定會慢慢抓到訣竅，請務必試試看。

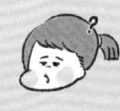

我還想跟您商量一件事。我只要一回到家，就完全沒辦法好好利用時間。明明如果能早點洗澡，就能輕鬆地休息了，但我回家後卻連衣服也懶得換，整個人懶懶散散的。回過神來，才發現已經半夜2、3點了。

所以妳是希望回家後能立刻去洗澡對吧？

簡單來說就是這樣沒錯。

那妳就乾脆在玄關就把衣服和鞋子一起脫了吧。

咦！您在說什麼啦？老師您是變態嗎？

反正妳不是一個人住嗎？又沒人會看到，在哪裡脫不是都一樣？如果在房間脫，還得再把衣服拿去浴室。但如果在玄關就一邊脫衣服、一邊走去浴室，不就一石二鳥？而且啊，站在玄關全身光溜溜的感覺，其實還滿好笑的。

😆 感覺確實滿有趣的!

🙂 然後順便帶著防水平板進浴室,看一集串流平台上的影集。這樣不僅能成為「獎勵」,而且洗完澡就能結束,也能用來劃分時間。

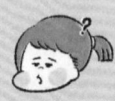

😟 這樣啊,原來如此。還有最近我都很忙,會把工作帶回家做。所以都睡不太著⋯⋯

🙂 那工作有進展嗎?

😅 這個嘛,應該比完全沒做要來得有進展啦⋯⋯

🙂 對人類的大腦來說,睡眠非常重要。在睡覺時,腦中的資訊會經過整理,隔天大腦的機能也會變得更好。我懂妳的急躁,但請試著這麼對自己說:「期待明天的自己吧。充飽電的我,什麼事都辦得到。」

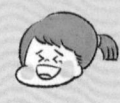

😆 我懂了!但老師您還真厲害,能同時工作、當家庭主婦、還要帶孩子。您是怎麼管理時間的呢?

😟 這是因為我有一套專屬於我的系統,是在歷經許多磨難後才終於找到的。剛結婚時,我每天站在超市貨架前時,都快要哭了。明明擬定了購物清單,但頭腦還是一片混亂⋯⋯

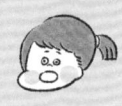

畢竟準備晚餐有很多道工序。我覺得我一定沒辦法成為家庭主婦。

但是！**當我開始用網路超市購物後，整個人瞬間輕鬆了許多**，簡直不敢相信！而且網站會記錄我常買的東西，還會提醒「你是否有忘記購買的商品呢？」讓我不用在賣場中花時間尋找。

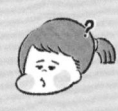

確實。幹嘛非得在傍晚人擠人的時段，提著大大的籃子在超市裡穿梭呢？

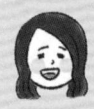

沒錯。我還訂下了**「平日禁止做太過精緻的菜色」**的規則。週末先用壓力鍋煮3天份的豬肉味噌湯，前幾天吃這道，後幾天則吃涼菜或現成熟食。最近便利商店推出的和風熟食也很好吃不是嗎？我都靠這些現成的菜色來度過。

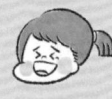

您真果斷！但這樣不會有罪惡感嗎？

一開始是有的。總覺得應該像自己的父母那樣，親手做出營養滿分的料理。但一思考我和父母的生活方式是否相同？答案就很明顯了。我比父母忙多了，所以我決定寧可偷懶，也要讓自己過得舒服一點。為了時間管理，果斷一點真的很重要喔！

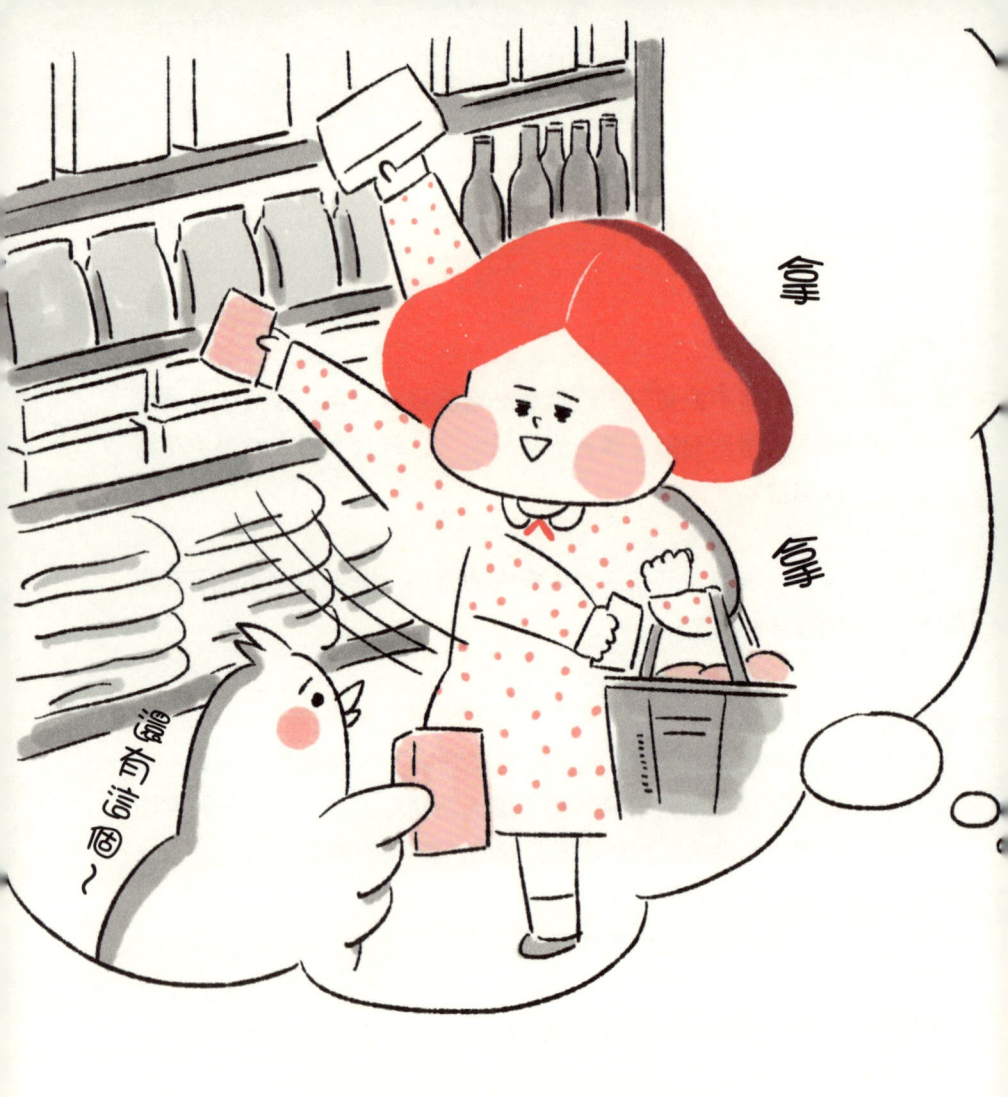

我不整理，但我喜歡買東西。
所以家裡總是堆滿了東西，沒有地方能走路⋯⋯
這樣的人其實不少。
請以整理的方式為主，重新審視你與物品之間的關係吧。

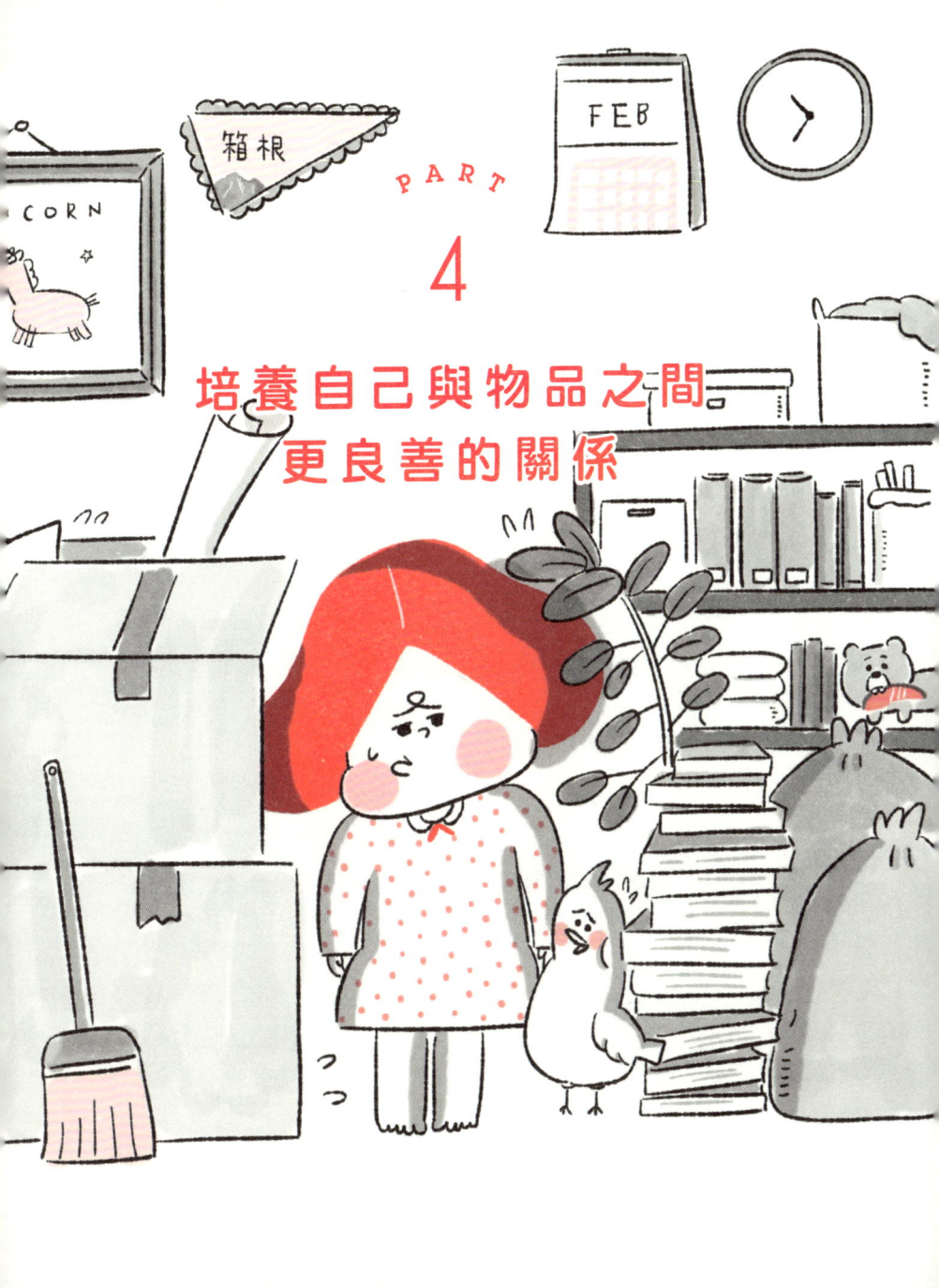

PART

4

## 培養自己與物品之間更良善的關係

> 整理到底是什麼？
>
> # 整理、收納、掃地
> # 屬於大腦高度執行功能

## ▌「整理」其實有許多複雜的步驟

我想讀者應該都曾被父母罵過：「快點好好整理一下！」我們ADHD型人雖然很擅長把東西弄亂，卻超級不擅長收拾。這是為什麼呢？

整理是一個包含許多步驟的複雜作業。
大致可分為：
**整理……分類需要和不需要的東西，不需要的東西就處理掉。**
**收納……決定擺放物品的位置，使用完後就歸位。**
這兩項統稱為「整理」。另外還有一項：
**打掃……除去灰塵與髒汙，保持乾淨。**

打掃和整理常常會一起進行。這麼想的話，確實要做的事就很多了。特別是那種連站的地方都沒有的超亂房間，充滿了雜物，東西也沒有固定擺放的位置，還堆滿了灰塵和髒污，作業的程序想必會變得非常複雜。

PART 4 培養自己與物品之間更良善的關係

儘管如此，就如PART 2中所說，我們大腦的執行功能比一般人來得弱。實在不擅長事前擬定計畫，並一步步執行。

所以就算看了一般的整理書籍，覺得「自己一定做不到」也是理所當然的。就算學會了魔法，我們也還是不可能把洗好的衣服一件件摺好，再收進櫃子裡。

**我們應該把打造「不容易找不到東西的房間」或是「能立刻找到所需物品的房間」**當作目標。等達成這一點後，再把目標改為「能躺在沙發上休息的房間」吧。等一切步上軌道後，就能讓房間變成「可以隨時邀請朋友來玩的房間」了。

但我們的敵人非常強大。所以，讓我們先提高士氣，一起來「整理」房間吧。

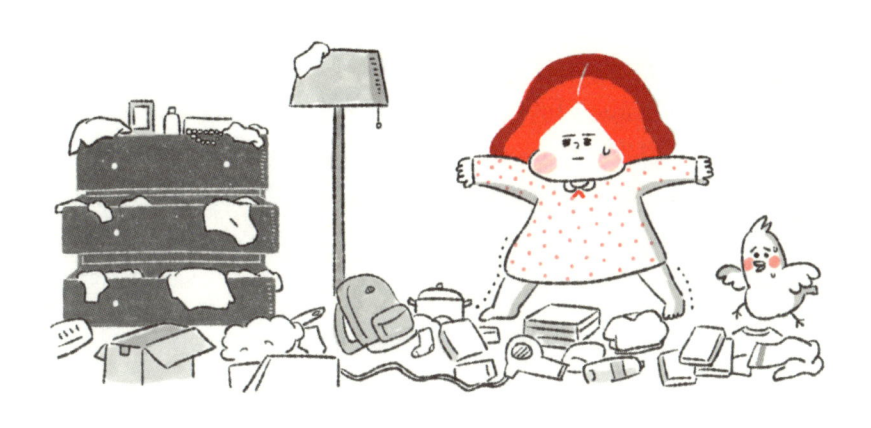

**提升幹勁 ❶**

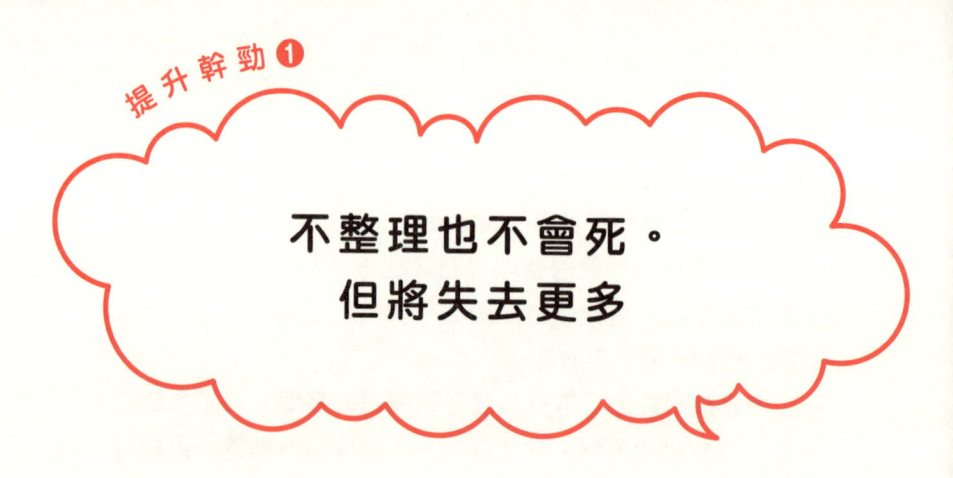

# 不整理也不會死。
# 但將失去更多

## ▌從髒亂房間中，衍生的「自我厭惡」情緒

　　無論多亂的房間，都不是一開始就這麼亂的。把明明 1 分鐘就可以處理的寶特瓶放著不處理；明明 5 分鐘就能摺完的衣物也放著不摺；10 分鐘就能洗乾淨的碗盤也丟著不管。髒亂的房間就是這些行為反覆積累的結果。

　　為什麼我們會逃避這些 5 分鐘、10 分鐘的小事呢？這是因為，雖然亂了，也不會死人。
　　就算找不到成對的襪子，冬天找不到大外套也不會死，只要再買一雙新的就好。
　　即使寶特瓶中的果汁變質了，只要不飲用，並不會造成嚴重後果；即使沙發被堆放的衣物與待熨的襯衫占據，也可以改坐在地板上，反正也不會死。
　　雖然確實不會死，但讓人困擾的事卻會一點一點增加。
　　「找不到需要的東西」、「買了很多重複的東西」、「在家裡無

法放鬆」、「無法邀請朋友來家裡」、「被認為是散漫的人」……

而且最糟糕的是，這些都會讓人「討厭這樣的自己」。

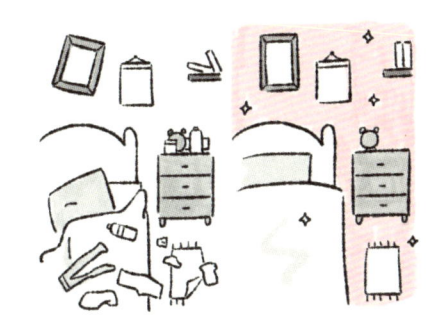

一下子就弄丟東西的自己、總是到處找東西的自己、丟掉過期食品的自己、又買到重複商品的自己……當你近距離看著這些讓人丟臉的行為時，最痛苦的人就是自己。

當對自己絕望時，就沒有動力去改變現狀。「反正我就只配住這種房間」、「要我收拾根本是在做夢」，透過這樣的話語來自我保護，試圖降低自己的焦慮。

**「就算髒亂也不會死」**
**是時候和這種習以為常的想法告別了**。不然你的房間會變得更亂。明年、後年，物品堆積成的地層會愈來愈多，你真的想住在這樣無可救藥的房間裡嗎？

比起這樣的結果，還不如讓每個物品都有自己的地方，讓自己更容易找到東西，提升生活的便利度。除此之外，還能讓你建立「我也做得到」的自信。

提升幹勁 ❷

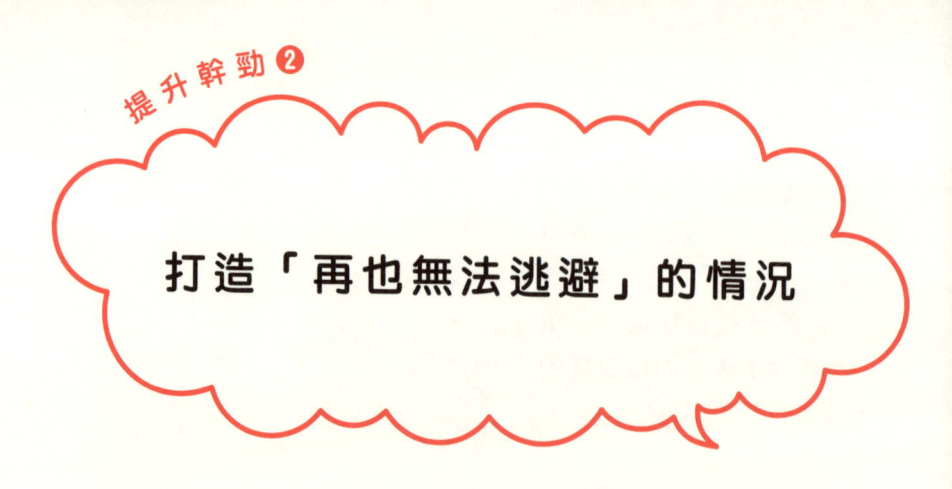

# 打造「再也無法逃避」的情況

## ▍找到整理的夥伴,一起努力

前幾天,我和幾個朋友一起線上整理。雖然只是各自拿著手機拍攝照片和影片,然後互相傳送,一邊整理各自的家裡,但成效竟然還不錯。偶爾互相報告整理的進度,並在最後報告自己「整理完了」,比對整理前後的照片,真的很有成就感。

雖然房間是自己弄亂的,但也不一定要自己一個人收拾。

除了能請擅長整理的朋友來幫忙,也可以和同樣不擅長整理的朋友互相幫助,幫對方整理房間也很有趣。或者,即使只是「在整理時待在彼此身邊」,也能讓整理進度大幅提升。至少因為有其他人陪著,自己就無法偷懶。

## ▍在收拾前擬定計畫,並向自己追進度

雖然這麼做可能有點胡來,但試著在決定開始整理時,先

PART4 培養自己與物品之間更良善的關係

向朋友提出邀約:「〇月×日我要在家開派對,來參加吧。」由於事先設定了截止日,就無法逃避了。

說不定也可以先向朋友表示:「我會努力在派對前整理好房間,但如果還是有點亂,要原諒我喔!」先向朋友道個歉。

先買好想用來裝飾房間的東西也是個不錯的方法。例如大株的觀葉植物。

這樣做是為了營造一種情境:當植物送來時,如果房間沒整理好,就沒地方放了。

或者一鼓作氣,買個時髦的聖誕花圈,說不定就能下定決心,「必須在12月前整理好玄關」了。

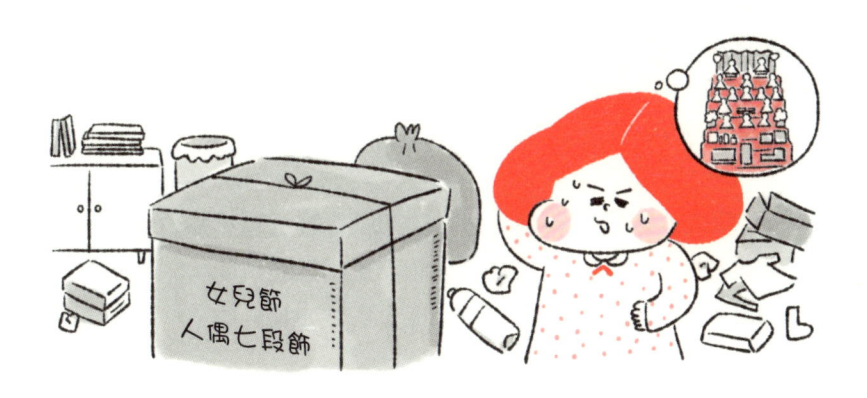

**減少 ❶**

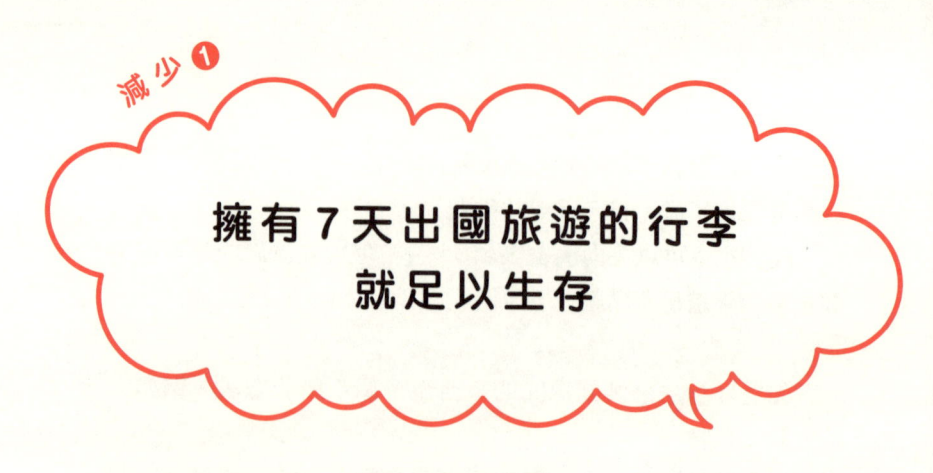

# 擁有 7 天出國旅遊的行李就足以生存

> **保護東西前，先保護自己。**
> **丟掉不要的東西，脫胎換骨！**

當決定「我要整理房間！」後，首先要做的，就是減少房內堆滿的東西。但 ADHD 型人不太擅長判斷「該丟還是該留」，因此並不適合使用一般的方法。

常見的方法，是將同類物品（如衣服等）集中到一個地方，再分到「丟掉」、「留下」、「考慮中」三個箱子裡。但這個方法其實風險很高。因為大多數東西最後都會被放進「留下」或「考慮中」的箱子裡。而且像山一樣的衣服、書籍和雜物，會讓整個房間變得更加混亂，根本無從下手。

因此我想提供一個建議。請想像你要去國外旅行，把 7 天份的服裝、鞋子、內衣褲、化妝品集中放在房間的一個角落。然後每天只能從這些衣物中選擇穿搭。如果真的不夠，再追加 1～2 套服裝就好。

PART 4　培養自己與物品之間更良善的關係

洗完衣服後，繼續放回原來的位置。當你這樣生活一段時間後，就會發現「我根本不需要其他衣服」。因為這些衣服是經過精挑細選的，每天穿起來都讓人心情愉快。也就是說，除此之外的衣服，其實都可以丟掉了。

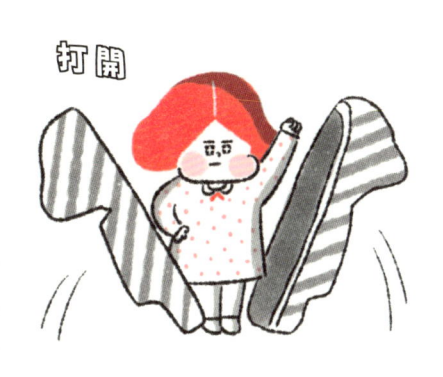

此時你可能會感到猶豫。「這件很貴啊」、「等瘦下來就能穿了」、「這件衣服有很多回憶」等等。沒錯，雖然只是衣服，卻還是會讓人產生一種想守護、捨不得丟掉的情感。但這其實是錯誤的想法。因為，不應該是我們守護東西，而是東西要來守護我們。**大量的物品佔據了你的空間，甚至傷害了你，這就是事實。就把那些不需要的衣服丟掉，讓自己徹底改頭換面吧！**

對了，這是我在丟衣服時，會對自己說的話。真的非常有效。當你猶豫的時候，不妨也這樣對自己說說看吧。

當不需要的東西減少了，可用來收納的空間就變多了。你可以把這些地方拿來收進原本放在地板上的東西。許多散落在地上的東西，其實都是你常用的東西。所以，在整理地板上的東西之前，請先從收納空間裡的物品下手。**因為我們應該優先「創造收納空間」。**

減少 ❷

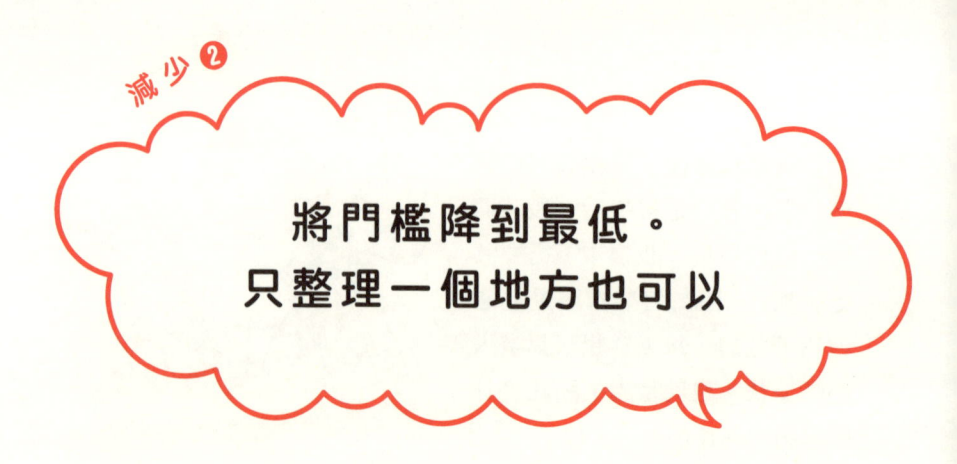

> 將門檻降到最低。
> 只整理一個地方也可以

## ▎停止拖延。
## ▎先想想看想要的獎勵吧

　　有些人也許會想:「要整理這間房間,怎麼看都需要3天時間。沒有3天假,我根本沒辦法開始動手。」但這3天永遠不會出現。因為,這只是你最擅長的拖延習性罷了。

　　解決這個問題的方法,其實和PART 3中提到的時間管理方式是一樣的。
**①果斷地降低開始的門檻。**
**②準備一個獎勵。**

　　這兩項就是黃金法則。尤其是在整理時,一定要把「開始的門檻」設得非常低。像是「看看整理專家的影片」就已經很不錯了。看完影片如果覺得幹勁上來了,就可以從小地方著手,例如整理餐桌的一角、收一個餐具抽屜,或是把放在玄關的鞋子收回鞋盒。若想把門檻設得更低,「丟3樣東西」也可以。做到了,就給自己一個小獎勵吧!

## 不隨意提高門檻,不以完美為目標

當你是為了某個目標而整理時,就先試著朝那個目標前進吧。像是如果你的目標是:「寢室變得好像倉庫,連衣櫃都打不開了。我想把衣服收進衣櫃裡。」那就先放下「把整個寢室收好」的野心吧。因為那樣的門檻實在太高了。

先清出從寢室門口到衣櫃之間的通道,只整理衣櫃門附近的空間。若打開衣櫃門後,發現裡頭還是滿滿的衣服,那就先處理掉幾件不需要的。

這樣一來,應該1個小時內就能完成了吧?雖然寢室整體看起來還是有點奇特,但也算是達成目標了。當生活便利度提升時,自然就會產生想要再往前邁進的慾望。

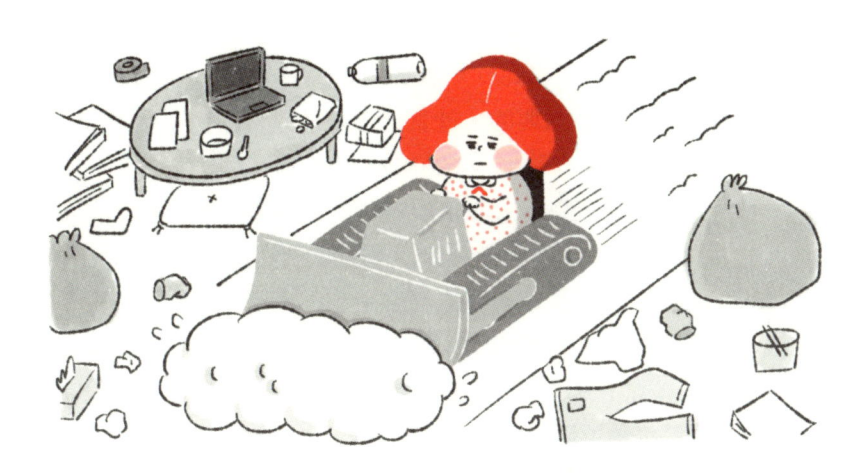

減少 ❸

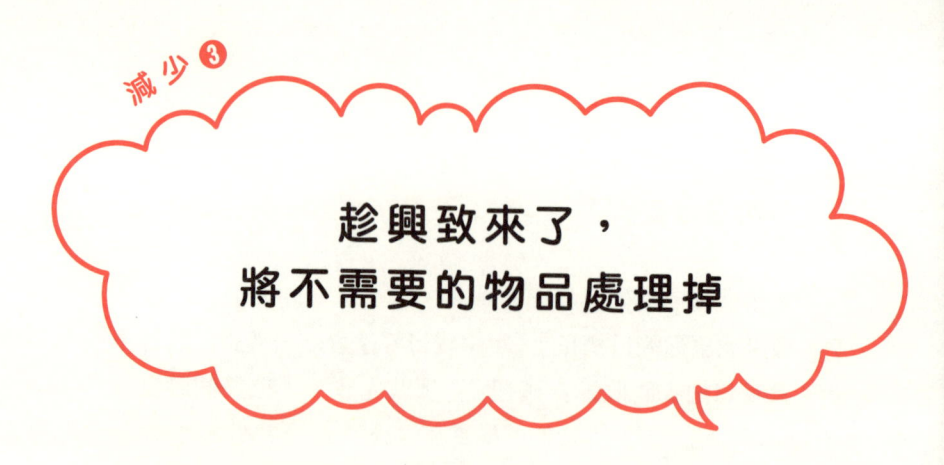

# 趁興致來了，
# 將不需要的物品處理掉

## ▌當下處理郵件和待洗衣物。
## ▌若放置不管，終究變成景觀

即使讓髒亂房間中的物品減少了，若新的東西以相同的速度進來，房間還是會一直處於混亂狀態。所以請別再把不要的東西暫時放在房間裡了。

當某樣東西成為垃圾的那一刻，就請立刻把它丟進垃圾桶。其他像是DM等郵件，應該在脫鞋後馬上拆開（可以在玄關放一把剪刀，用完就立刻歸位）。然後一邊走向客廳，一邊取出裡面的內容物。若是不需要的，就直接丟進垃圾桶；若是需要的，就放進「暫放保存盒」（後文會說明）。請務必遵守這個流程。

在完成這個流程前，我是絕對不會脫外套，也不會開冷氣的。若隨手亂放，最後那個東西一定會一直被放在那個地方。衣服也是，一收進來就要馬上摺好。若不立刻摺，那些衣服最後一定會融入混亂的景觀當中。零食袋、寶特瓶、用過的衛生紙也一樣。當它們完成了自己的使命後，就應該直接進垃圾桶。在容易堆積垃圾的地方擺個垃圾桶，也是一個有效的做法。

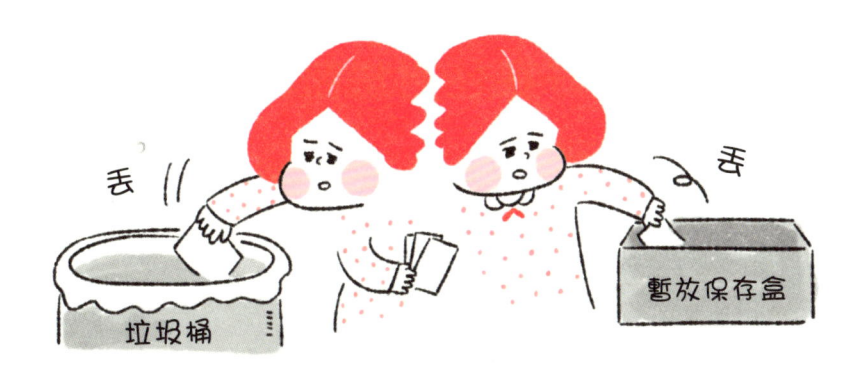

PART 4　培養自己與物品之間更良善的關係

### ▍你是否用「要放 Mercari 拍賣」、「要去跳蚤市場賣」當藉口,衣服卻沒處理?

但對我來說,透過 Mercari 二手拍或跳蚤市場販售,其實非常困難。因為販賣流程太繁瑣,讓我覺得麻煩,結果「之後找時間賣掉」的紙袋就這樣堆了3、4袋,一直沒處理。

最近我會使用「Recommerce」這個網站。Recommerce 在預約服務時就需要輸入由對方來收貨的時間。也就是說,必須事先設定一個截止日。無論如何都得在截止日前,把不要的衣服塞進紙箱中。這種「不管怎樣都得完成」的壓力其實非常重要。若是選擇那種「準備好再聯絡」的系統,恐怕過了10年也不會去聯絡吧。

## 收納 ❶

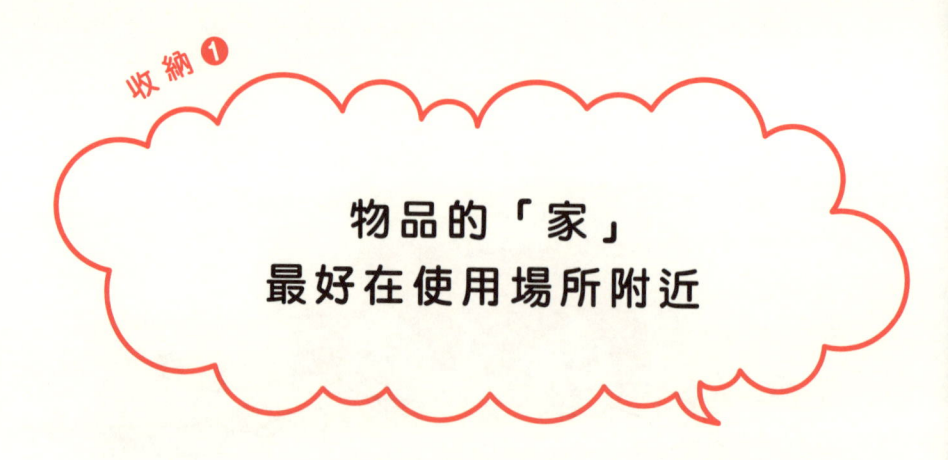

## 物品的「家」最好在使用場所附近

### 我家的剪刀增加到了7把

減少東西後,第二重要的是「收納」。

話是這樣說,但請先別急著跑去買收納盒、伸縮棒和S型勾。在購買之前,請先規劃好「要放哪裡」、「要放什麼」,並記下尺寸吧。不要著急!

收納的基本原則,就是要先決定好物品的歸位場所。家中所有物品都必須擁有一個「家」。

而重點就在於如何選擇歸位的地點。愈常使用的東西,愈應該把它們的歸位處設在使用的地方附近。

例如剪刀。

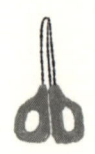

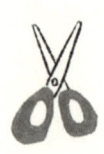

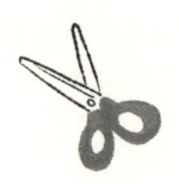

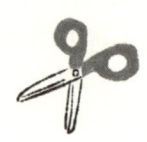

若你會在玄關立刻打開郵件、包裹或宅配箱,那就應該在玄關鞋櫃上的盒子裡放一把剪刀。而這把剪刀是給玄關專用的,嚴禁拿去別的地方。用完後,要立刻放回鞋櫃上的盒子中。

　　但會用到剪刀的地方可不只玄關。例如打開食物袋(廚房)、剪下衣服標籤(客廳)、包裝時剪膠帶(儲物間)、剪下班級通訊的回條欄(餐桌)、剪緞帶與OK繃(客廳架子旁)、剪開洗衣精補充包(廁所)等。也就是說,包含玄關在內,總共有7個地方需要用到剪刀。那就應該**在這些地方都各放1把剪刀,並確保每把都能「一步驟取出與收納」**。

　　確實,有些講求極簡的整理書會說「東西愈少愈好管理」,但那其實是高階玩家的做法。

　　當某個東西沒有歸位時,建議馬上想一下:「這東西是在哪裡使用的呢?」然後就在那附近找出適合的「歸位處」,並確實放回。若這樣做了之後,東西還是常常不見,那就貼一張大大的紙條,寫上「把指甲剪放回抽屜!」吧。雖然是老方法,但效果其實還不錯。

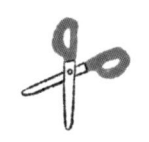

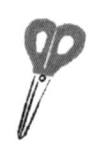

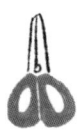

收納 ❷

# 陷入「收起來就是收納」迷思前，先做大略管理

## ▎必須一步到位，才能妥善「歸位」

　　我們天生就有著「用完後亂丟」的習性。使用時因為有明確目的，所以不管收在哪裡，都找得到。但使用完的瞬間，心思就轉移到別的事情上，自然就無法將東西歸位。這點在抑制控制障礙的部分也曾提過。

　　雖然如此，但若不將東西歸位，環境就會變得愈來愈雜亂。不能用「這是我的習性，沒辦法」來搪塞。

　　歸位的鐵則有兩點，正如剪刀的例子中所說的：**「要放在使用處附近」**、**「必須一個步驟就能歸位」**。

　　其中又以「一個步驟」最為重要。

　　如果需要經過「打開抽屜、拿出盒子、再打開蓋子」等繁瑣步驟才能歸位，最後就很難真的歸位成功。但其實有很多簡單的方法，比如：把筆直接插進筆架、用磁鐵固定、放進沒有蓋子的淺盒等等，這些都能讓我們用單手就迅速將物品收好。

　　會把洗好的衣服堆在沙發上不收，也是因為「摺好再收進

衣櫃」的流程太麻煩。對於習慣將衣服晾在衣架上的人，我建議可以設定一個只需一步驟，便能從陽台掛回衣櫃的流程。

另外，像內衣褲、家居服、襪子這類不怕皺的衣物，不如就乾脆別摺了吧？準備3個籃子，分別放內衣褲、家居服和襪子就好。這樣一來，收納只需2～3分鐘。

光是這個改變，就讓我的沙發不再被衣物佔據，早上也不用再從洗衣堆裡翻衣服，讓我大為驚艷。

## 不能過度依賴暫放保存盒

雖然將必須寄出的資料、有限期的物品放進「暫放保存盒」是必要的步驟，但當內容物愈堆愈多，被其他東西掩蓋時，就會變成大問題。甚至有些人的保存盒已經堆成一整面牆了。

這時可以準備一個白板，利用磁鐵把重要資料吸在白板上，也是一個常見做法。但若繼續堆疊下去，白板還是會變得十分壯觀。

因此，務必每週安排時間檢視一次保存盒的內容。請把這個整理時間寫進筆記本，並設定鬧鐘提醒。

或者，乾脆不要「暫放」，在一收到東西時就立即處理。雖然當下會辛苦一點，但相對也能讓事情變得簡單許多。

收納 ❸

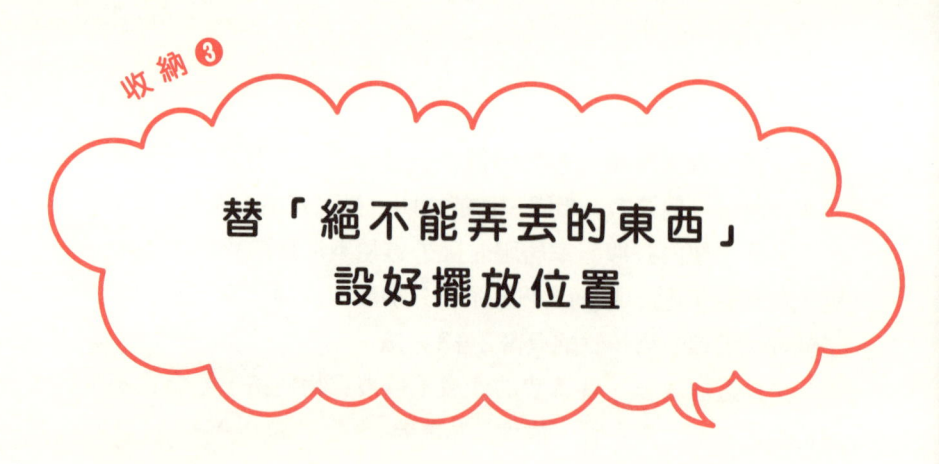

# 替「絕不能弄丟的東西」設好擺放位置

**▎選定擺放位置很簡單。問題在於是否能歸回原位！**

　　當房間髒亂，就會時常發生「怎麼找都找不到！」的狀況。若只是剪刀或襪子，只要買新的就解決了。但也有些東西無法說買就買。

　　像是鑰匙、錢包、手機、月票、駕照、存摺、印章、健保卡、護照、身分證、退休金帳本。

　　以上的每一樣都是我們絕不希望弄丟的東西。但對我們來說，無論多努力，1年至少會弄丟其中一樣，所以還是想想對策吧。

　　而最重要的就是選定固定位置。

①**常會帶著走的東西：鑰匙、錢包、手機、月票、駕照**
②**平常會放在家裡的東西：存摺、印章、健保卡、護照、身分證、退休金帳本**

　　像是①就很適合存放在能以一個步驟取出與歸位的無蓋盒子中。為了能在回家時立刻將東西放入，請配合回家後的動

線,選擇一個適合擺放的地方吧。

②則可以放入有拉鍊的透明袋子中,並掛在容易一眼看見的地方。若因為「是貴重物品」而放在衣櫃深處的話,只要用了一次,就不可能再歸回原位了。

## 用追蹤器,立刻找出行蹤不明的東西

至於常常不見的東西,**還有可以用追蹤器幫忙尋找的方法**。只要在鑰匙和錢包等物品上裝上追蹤器(接收器),並按下遙控器(發射器),聲音就會響起,告訴你「東西在這裡喔」。有些追蹤器也能和手機連動,請試著找出適合自己的版本吧。

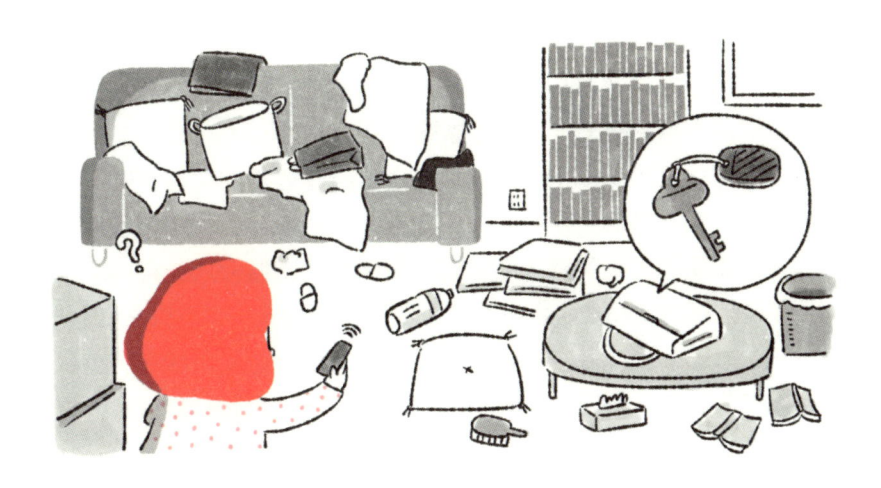

**掃地 ❶**

# 「順便」和「邊做邊收」能大幅減少掃地的負擔

## ▍每天打掃,絕對比較輕鬆

應該很多人都認為「要我每天打掃是不可能的」。但還是請各位聽我一句。

**每天打掃還比較輕鬆,這是無庸置疑的真理。**

我很討厭掃廁所。但後來我發現,「我之所以討厭掃廁所,應該是因為討厭清理那些堆積的髒污」。因此,從那之後我每次使用廁所後,都會用衛生紙迅速擦拭一遍。如此一來,就算不使用清潔劑和刷子,也能維持整潔。

我喜歡清潔洗手台。特別是當水龍頭變得閃閃發亮時,更會燃起我的鬥志。所以每次使用洗手台後,我都會用衛生紙擦拭水龍頭附近。另外,在睡前,我還會用洗臉時所使用的毛巾輕輕擦拭鏡子和洗手台,然後丟進洗衣機裡。

由於這些地方本身就不太髒,因此不需要使用抹布,擦拭過後的毛巾只要交給洗衣機就行了。如此一來,打掃就會變得輕鬆許多。

## 利用免洗用品,降低難度

想降低打掃的難度,免洗用品不可少。像是清理地板時使用除塵紙、清理高處使用除塵撢、擦拭時使用廚房紙巾和衛生紙、抗菌紙巾和廁所用濕紙巾。拿出吸塵器、手洗抹布的步驟的確令人感到沉重,但若改用免洗用品,則能讓精神上也達到一步到位的境界。

雖然可能會被抨擊「這樣很不環保!」但對於不擅長打掃的我們來說,若總是偷懶讓髒污堆積,最後只能被迫使用強效清潔劑,也是一種不環保。

因此,就先讓我們減少對打掃的排斥感,然後再重新審視清掃用具吧。

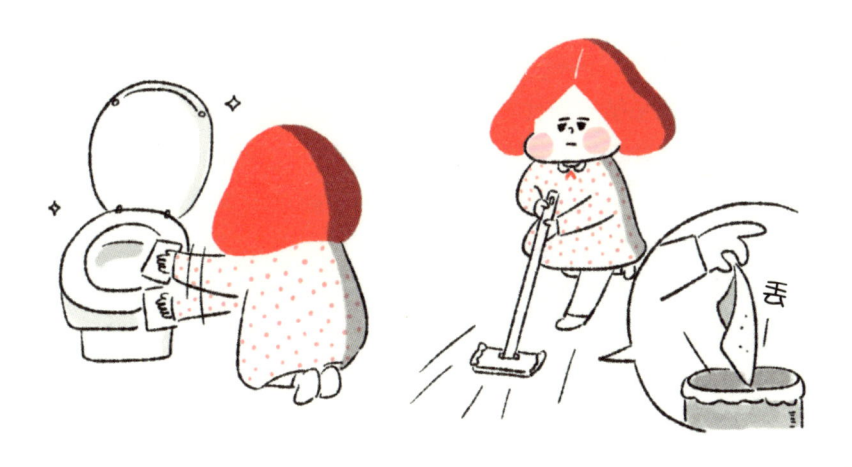

掃地 ❷

# 洗碗機、滾筒式洗衣機、掃地機器人為「三大神器」

**▌更應將生活的經費花在家電，而非衣服上**

和免洗用品同樣可靠的，就是最新型的家電。
**像是從洗衣到烘衣一手包辦的滾筒式洗衣機。**
**只要按個按鈕，就能讓碗盤亮晶晶的洗碗機。**
**會在固定時間自動清掃房間的掃地機器人。**
　這三樣東西簡直可說是生活中的三大神器，都是能實際讓我們過得更輕鬆的好夥伴。它們的優點在於，我們可以放心地把某些作業交給它們代勞。
　一般的吸塵器，必須要我們親自動手，它們才能發揮功效。
　但這三大神器，只要一開始做一些簡單的準備，就可以把後續作業都交給它們處理了。
　這些工具對我們來說，是能幫我們一口氣降低關鍵「開始門檻」的助力。

　持續使用下去後，我們的生活習慣也會跟著改變。

PART 4 培養自己與物品之間更良善的關係

例如,許多人在買了掃地機器人後,至少都會養成「不要在地板上放東西」的習慣。

而那些會忘記晾乾洗好的衣物,讓衣服都臭掉的人,則都表示因為滾筒式洗衣機而得到了「救贖」。

對了,你們知道洗碗機還可以用來清洗瓦斯爐架、抽風扇、排水口濾網嗎?也許我們再也不需要心驚膽跳地清潔那些油污了。

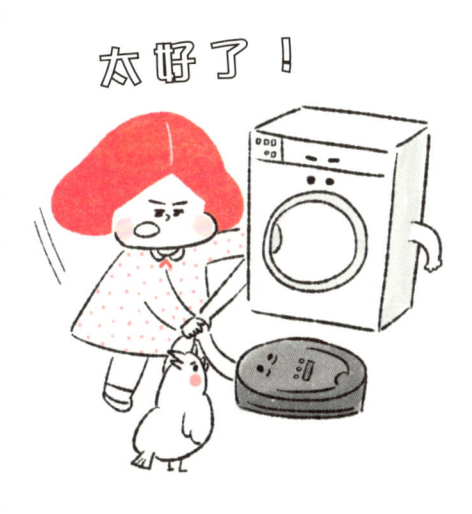

除了家電外,我還想推薦**打掃代勞服務**。像我前幾天,就首次委託了「廚房與衛浴共五處用水處清潔服務」。清潔公司不愧是專家,成果非常完美,也讓我產生了「盡可能不要弄髒」的念頭,士氣大振。

也許有人會認為「我才不買這麼貴的家電」、「到府家事服務也太奢侈了吧」。

但其實,錢就應該花在這種地方上。**比起衣服、鞋子,不妨試著將錢投資在能真正幫助自己的事情上吧?**

購物

> # 拒絕壞習慣回歸！
> # 改變購物習慣才是關鍵

## ▌不要被「買兩個8折！」的口號騙

　　你喜歡百元商店嗎？你會情不自禁地買特價品嗎？當兩件8折時，你總會不小心買兩個嗎？「感覺應該用得上」、「好可愛，總之先買再說吧」、「因為很便宜，只要不丟掉就好」這些，都是整理房間後，房間馬上又變亂的人常有的行為和想法。

　　特別是ADHD型人，一旦出現了「想要」的念頭，就無法遏止，所以東西才會不斷增加。

　　但就讓我們就此打住吧。**那些因「感覺應該」或「總之」而買的東西，最後總會變成被丟在一旁的垃圾。**而那些當初購買時心想「不想要再丟就好」的東西，在真正丟棄的時候，還是會讓人感到難受。

　　有喜歡的咖啡廳或雜貨小店的人，請試著想想你的愛店。那些店為什麼看起來那麼時髦呢？沒錯，就是因為裡面擺的東西很少。在少少的物品之中，點綴著幾樣可愛的小物，整個空間才會如此令人舒適。

暫時不要再買新東西進家裡，試著和現在擁有的物品一起生活吧。這就是防止房間再度變髒的最佳方法。

## 重新審視用錢方式。
## 留意信用卡及賭博行為

電子支付盛行的現代社會，對ADHD型人來說充滿了陷阱。由於看不到金錢的流逝，很容易不小心買過頭。

建議大家還是盡可能以現金支付為主。因為當錢包中的錢沒了，就不會再花了。咦？你說還能用信用卡預借現金嗎？那就把信用卡放在家裡吧。

不在實體店面購物也是一個方法。

雖然網購不用現金支付也有些危險，但不像實體店鋪那麼容易「順手買下別的東西」。

我則會使用線上超市的宅配服務。把伙食費設定在每週1萬日圓，每週只訂1次。每週都買幾乎相同的物品，菜單內容也固定下來。當決定這麼做之後，除了能控制金錢外，連家事方面也變得輕鬆許多。

我還想給大家一個重要的建議。**ADHD型人擁有容易沉迷賭博的可怕特質**。由於能獲得即時回報，這也讓快感變得更容易獲得。如果你還沒接觸過這類活動，千萬別靠近！

## ADHD型人的「雖說如此」對談 ④

# 避免忘東忘西、弄丟東西
# 是對自己的寬容！

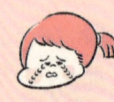

雖然我很不擅長整理,但我可是弄丟東西的天才呢。**我的人生中到底弄丟了多少東西呢……**真想哭。

**雖然大多數的東西弄丟了也無妨**,但若弄丟的是錢包、護照,或信用卡的話,那可就損失慘重了。所以千萬別弄丟。

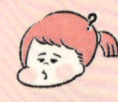

大多數的東西弄丟了也無妨嗎?這又是個令人存疑的說法。

當然,最好不要弄丟,但既然東西已經弄丟了,那也沒辦法。就連錢包、手機這些最重要的物品,**1年至少也會弄丟一次**不是嗎?

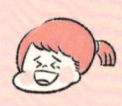

沒錯。但之前我問過朋友:「你總共弄丟過錢包幾次?」他竟然用驚訝的表情回我:「我一次也沒弄丟過。」讓我覺得「**正常**」人真厲害。

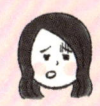

PART 4 培養自己與物品之間更良善的關係

那些人只需要「小心不要弄丟」就好了，但我們就算再怎麼小心、再怎麼留意，依然沒用。必須以「**一定會弄丟**」為前提來過生活。

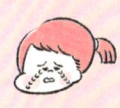

我從來沒這麼想過！

不能試圖用意志力來解決這個問題，而是必須先在心裡留個底，告訴自己就算弄丟也沒關係，忘記也沒關係。這種**對自己的寬容**有時反而能防患於未然。

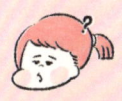

對自己的寬容⋯⋯這指的是什麼呢？

例如**只有一個公事包**。若換包包，總是會出現紕漏，像是忘記帶名片、找資料等等。但若只有一個包包，那就不會有這些問題了。

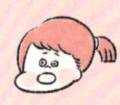

話雖如此，但我就是想用不同類型的包包啊，因為想搭配每天的服裝。

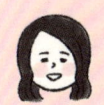

那也可以**用包中包**。就算要換包包，只要把包中包整個搬過去就好了。

我也這麼試過，但包中包裡的東西在包包裡亂成一團，這樣的話就不太會用。

那就在**所有包包中都放一組相同的東西吧**。像是名片、筆記本、錄音機,全都各放一份。為了避免忘記帶錢包,務必在每個包包中都放入交通卡和1萬日圓紙鈔。還有,就是重量低於100g的輕型折疊傘。當這些物品放在各個包裡,就會讓自己輕鬆許多。

真的嗎!做到這個地步真的沒問題嗎?總覺得若這麼做,**好像在縱容自己,所以有點排斥**⋯⋯

我不是都說這樣是對自己的寬容了嗎?比起老是對別人說:「抱歉,我的名片剛好用光了」,不如在錢包、包包中的內袋,以及各處都放名片比較好。

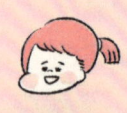

您說的正是。

但是**手機、行事曆可沒有備用品**,因此請隨身攜帶不離身。出門時務必記得帶。

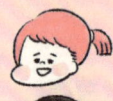

我都用手機管理行程,所以只需要帶手機。

這就是集中管理的好處。不過這樣可千萬不能把手機弄丟。

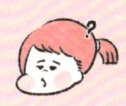

PART4　培養自己與物品之間更良善的關係

🧒 那有沒有防止掉東掉西的方法呢？我家的東西常常都像掉進了黑洞裡一樣。

👩 我在正文中也有解釋過。放在固定位置，並在用完後歸位是最好的方法。若能做到這點，就會變得輕鬆許多，因此值得努力試著執行。

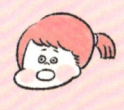

🧒 也是。但好難喔。我這個人真的很容易把東西「**丟著不管**」。雖然之前都沒發現，但和老師對談之後，我才注意到自己「剛才用過的剪刀都**丟在外面不管**」、「餐具櫃的門又**開著不管了**」。沒想到我這麼容易把東西「丟著不管」，連我自己都嚇了一跳。

👩 這樣很棒啊！是很大的進步！

🧒 咦？我竟然被稱讚了？為什麼稱讚我？

👩 因為能發現自己的問題是很了不起的事。**由於平常都不會發現自己把東西丟著不管、把門開著不管**，所以才會養成什麼都「丟著不管」的習慣。察覺也是很重要的一步。就是因為沒有**視而不見**，才會想「歸位」不是嗎？

🧒 原來如此！聽您這麼說真開心。

為不想弄丟的東西,設定一個「一定要放這裡」的位置也很重要。像是將報稅的資料、證明書都一起放在那個地方就好,不用太深入思考。因為那種「一在這裡」的安心感,是最重要的。

這麼說來,我買了追蹤器喔!這個,超方便的。

妳動作真快!妳用在哪裡啊?

家裡的鑰匙、手機、錢包等等,只要是出門前找不到會讓我驚慌失措的東西,我全都用了。然後從此之後,我早上出門時真的輕鬆了許多。也終於發現自己過去的人生中,花了多少時間在找東西上。
要是追蹤器的大小能再小一些,讓我能把它放在所有東西上就好了。

看來妳的生活品質真的漸漸在改善當中,真了不起!

我現在想改善的是洗好的衣服。我的沙發都用來放烘乾後的衣物了,超擋路的,根本沒位置坐。

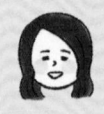

會這樣,那是因為根本不夠擋路吧。

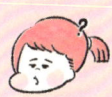

PART4 培養自己與物品之間更良善的關係

很擋路啊,我剛才不是說了嗎?

不,我的意思是**這些洗好的衣物應該放在更擋路的地方**。像是走廊、廚房,甚至是玄關。

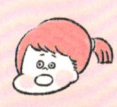

什麼!還真是新穎的想法!

若把衣服放在會讓人想:「放在這裡我什麼事都不能做,而且洗好的衣服會髒掉的。**沒辦法,只好把它摺一摺了!**」的地方,就算是妳,也一定會把它摺好。

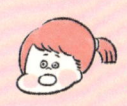

若放在玄關就一定要摺了,就算是我也會摺。原來,**重點在於擺放的地方**啊。

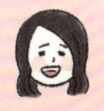

雖然我們家的洗衣機是滾筒式的,但衣服烘完之後,我就會把它們丟在洗手台上。如此一來,就必須努力去摺了。就算我忙不過來,我先生和兒子也會去幫我摺。

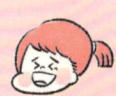

我愈來愈了解擺放位置的重要性了。

和家人同住的人,也可以**把家人也囊括其中,打造大家一起做家事的系統**。

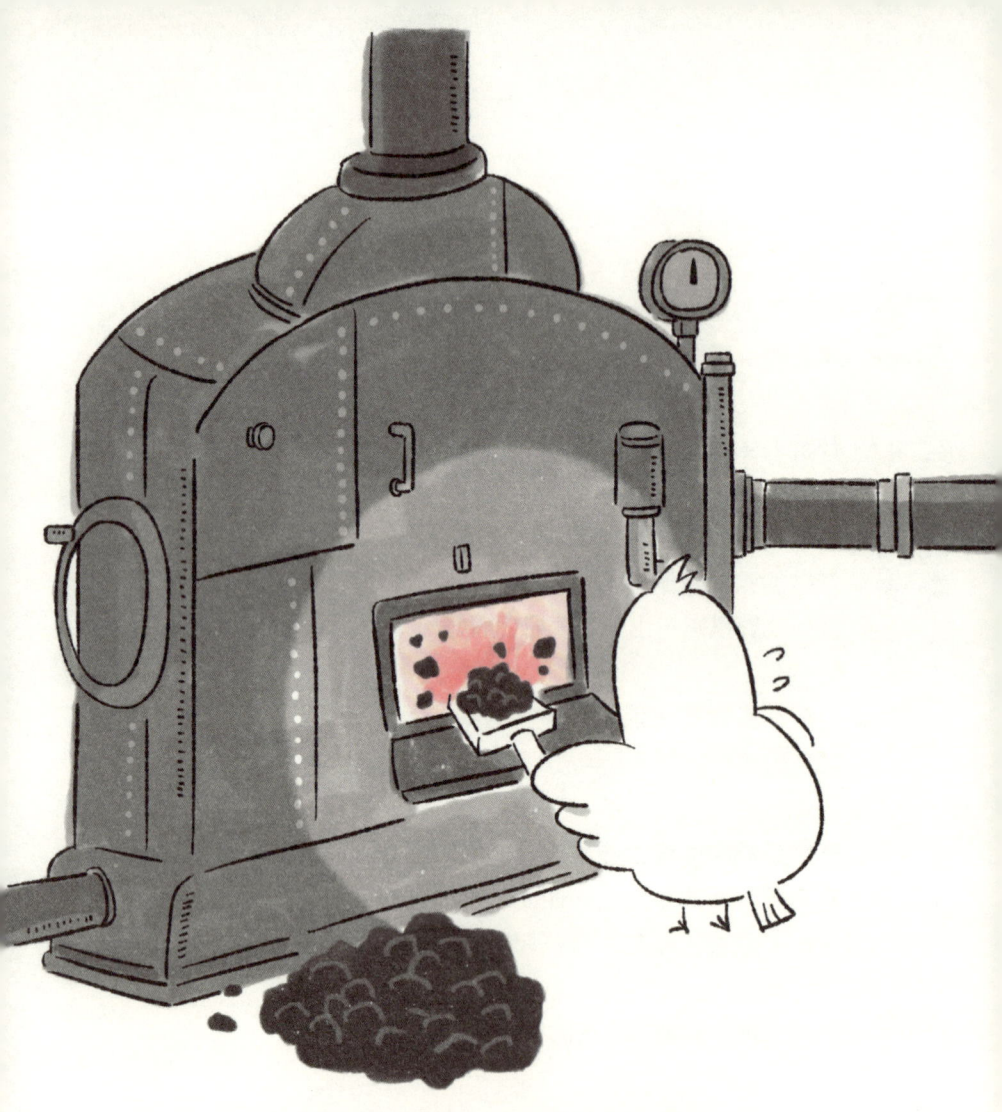

ADHD型人有想到什麼就說什麼的傾向。
若再加上煩躁和憤怒的情緒,
有時還會瞬間暴怒。
該怎麼做才能不要被憤怒的情緒掌控呢?

PART

# 5

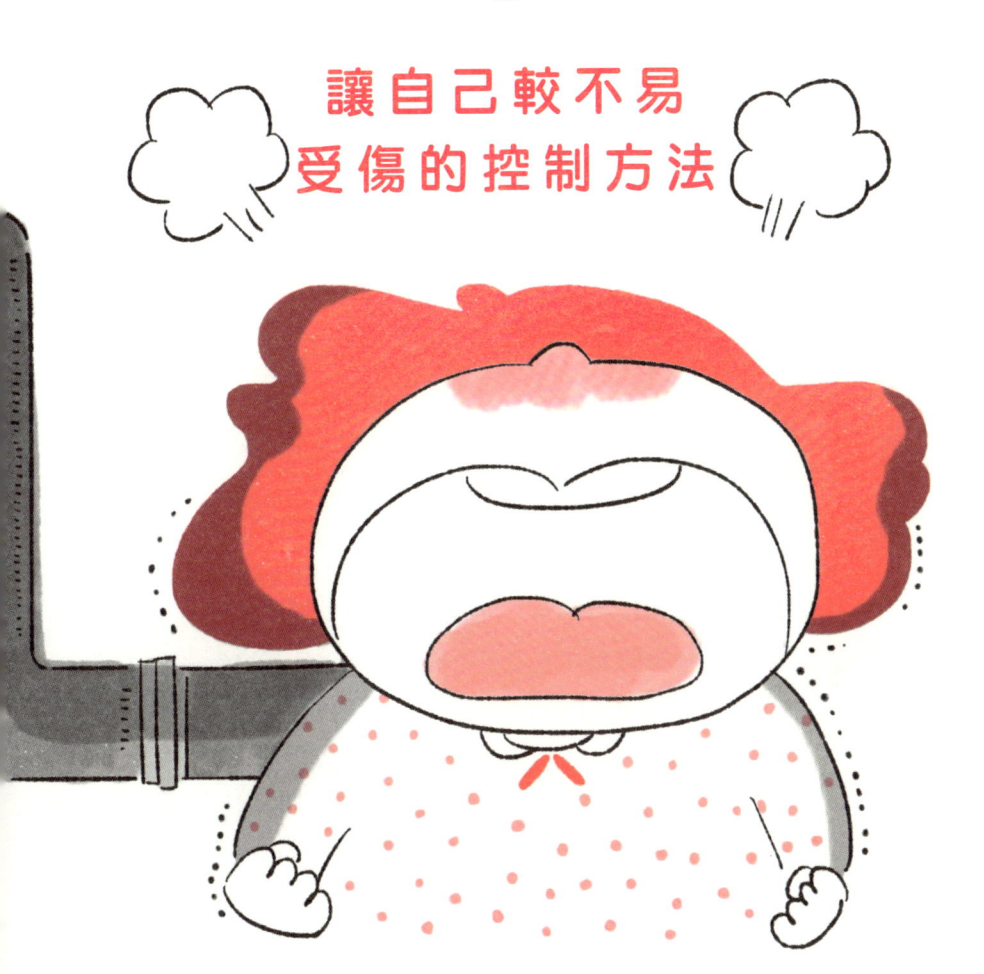

# 讓自己較不易
# 受傷的控制方法

**憤怒的原因**

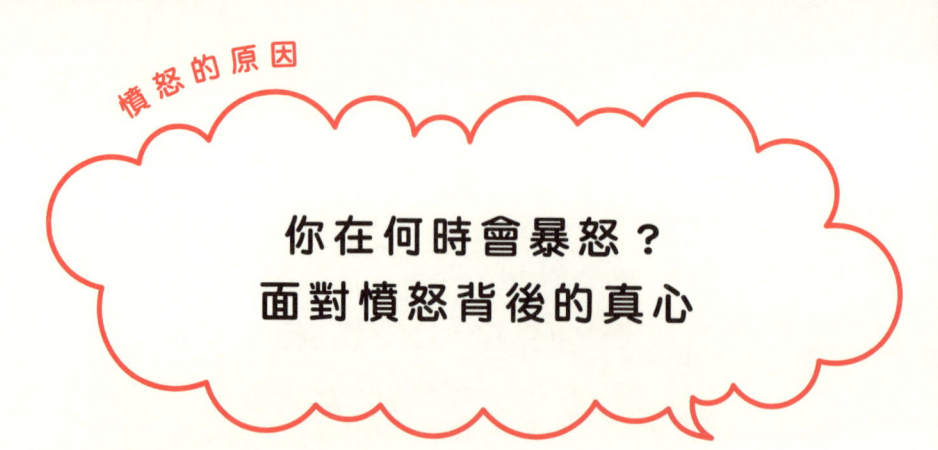

> # 你在何時會暴怒？
> # 面對憤怒背後的真心

## ▌憤怒是二次情緒。
## ▌憤怒隱藏的真心是什麼？

　　並不是因為是ADHD才容易生氣。且**ADHD常常被罵，反而對別人的憤怒情緒更為敏感**。明明大家都對憤怒避之唯恐不及，但為什麼我們還是會爆發憤怒的情緒呢？

　　提出「憤怒是二次情緒」這個觀點的，是以阿德勒心理學聞名的精神科醫師，阿爾弗雷德・阿德勒。用極度簡單的方式來說，當我們心中萌生不安、恐懼、嫉妒、寂寞、自我厭惡、無力感等（一次情緒）時，憤怒就會顯現出來，掩蓋這些情緒。

　　你覺得呢？最近當你感到憤怒時，在那份憤怒之前，有沒有感受到其他的情緒？正視這點，才是學會控制憤怒的第一步。我們究竟想透過憤怒得到什麼呢？另外，憤怒真的能讓我們獲得想要的東西嗎？就趁這個章節，好好思考一下吧。

## 憤怒的背景①
## 沒有餘裕，忙得不可開交

**ADHD型人常常在「記憶體不足」時感到焦躁**。除了不擅長同時處理多項作業外，當「我還得做那個」、「但那件事應該先做」這些待辦事項變多時，情況就會變得更加危險。

這時若被職場上的後輩問：「資料還沒確認完嗎？」或被先生問：「咦？晚餐還沒好嗎？」就會忍不住想罵：「吵死了！」情緒一下就上來了。由於對方不知道為何突然被罵，結果就會吵起來。

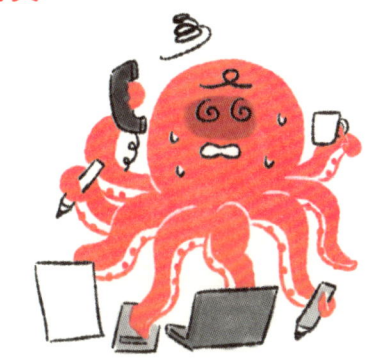

請試著回想看看。當你自己也後悔：「要是不那麼生氣就好了」時，是不是通常是因為記憶體不足的時候？當被待辦事項追著跑、身心疲憊時，就很容易情緒爆炸。

即使如此，很多ADHD型人也透過學習PART3中**「時間管理」的方式，讓自己變得更有餘裕**，也就不那麼容易生氣了。所以先試著為自己創造出餘裕吧。

## 憤怒的背景②
## 對對方抱有過多期待

　　人會在無意識中對他人加諸期待。像是「我難得穿新衣服，應該要稱讚我一下啊」，對男友失望；「既然都打掃了，應該要掃得更仔細一點」，對先生發火。對喜歡的人和親近的人會如此，對於咖啡廳店員等不認識的人也是如此。像是會產生「他態度很差」、「竟然先招呼比我晚來的客人」等等的想法。當對方未能提供符合心中所期待的應對時，就會感到不快。

　　也會認為「這個人好糟糕」、「他做錯了」，想責怪對方。但其實男友只是沒發現，先生至少也有協助打掃。而咖啡廳的店員說不定也有在反省。

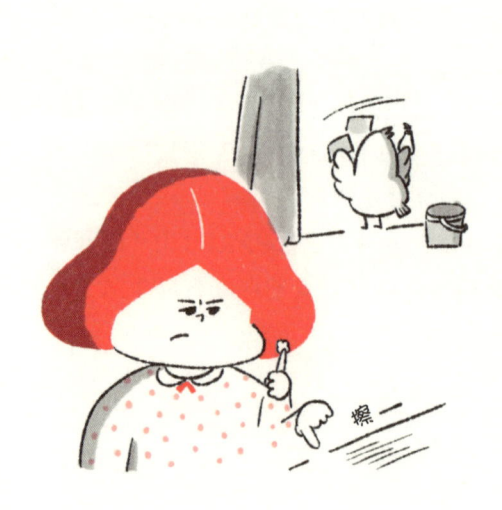

　　也就是說，**現實狀況跟不上自己的期待，僅止於此**。我們無法控制他人的行為。若有機會能告訴對方，說不定也能和對方說：「我其實希望你這麼做」。

PART 5　讓自己較不易受傷的控制方法

## 憤怒的背景③
## 「應該怎麼做」的先入為主觀念

　　前面有提到關於「期待」的事。但應該不少人會認為：「雖說如此，但咖啡廳店員服務客人時，不是本來就應該態度好一點嗎？」「既然是情侶，就應該更注意另一半不是嗎？」

　　乍看之下確實是如此，並沒有錯。

　　但依據所處的狀況與每個人的個性不同，有些人就是做不到這點。

　　就算是咖啡廳店員，偶爾也會有感到厭煩的時候。比起想著：「他應該要態度好一點」，若改成去想：「要是他態度好一點就好了」，就會覺得：「算了」，並讓一切過去，也不用把自己搞得氣沖沖了。

　　**ADHD型人之中，有些人正義感過於強大。**若發揮在對的地方，則是相當吸引人的特質。但偶爾**也會成為與旁人起衝突的原因，請務必留意。**

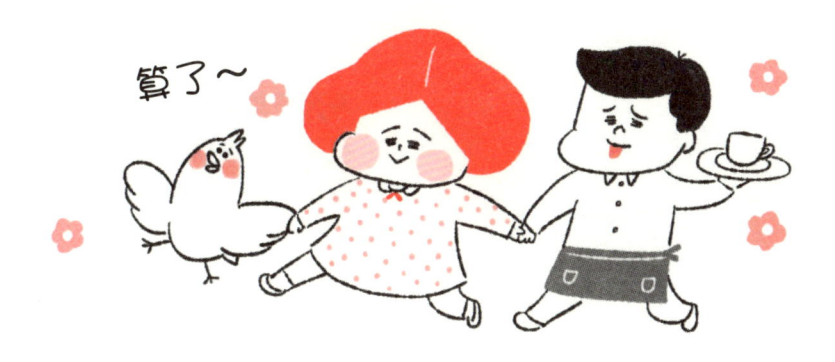

## 憤怒的背景④
### 真的感到悲傷、寂寞、對自己生氣

來家裡玩的男友一直盯著手機，就算和他說話，他也沒在聽。一股火突然湧上來，忍不住說：「你究竟為了什麼來我家？那麼想滑手機就給我回家！」把男友趕走。這種案例也不少見對吧。

這種憤怒就是這章開頭所說的「二次情緒」。此時最重要的，就是好好面對自己的一次情緒。

明明和我在一起，卻讓我感到被忽視的悲傷。

擔心對方會不會是在和別的女生聊天的嫉妒。

你都不在意我嗎？難道不喜歡我嗎？的不安。

因為我是很無聊的女生，所以他才一直看手機的自我厭惡。

這些複雜的情緒，讓憤怒這種二次情緒浮現。進而陷入「若是情侶，比起手機，更應該重視和我相處的時光」這種「應該」的想法中，讓自己的憤怒有了正當性。

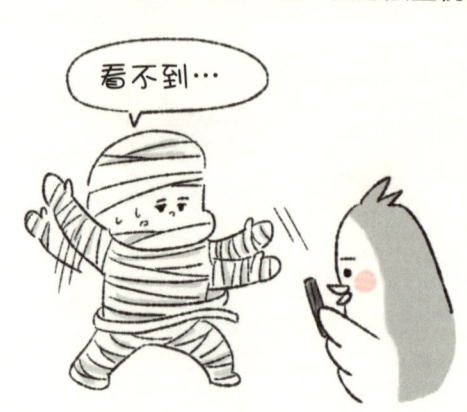

**但是你真正想做的，其實不是責怪對方，而是希望對方理解自己的「悲傷」、「嫉妒」與「不安」。**

## 憤怒的背景⑤
## 不想承認自己受傷了

**當自己真的在意的事情被直接點出時，人也會感到強烈的憤怒。**

ADHD型的人在聽到像是「你的房間怎麼那麼亂？」、「這麼簡單你也不會喔？」這類話時，常常會突然暴怒。因為整理房間又不是我一個人的責任，如果你真的這麼在意，那就自己整理不就好了。

但其實對方說的話也是事實，自己也很清楚。

自己每天其實也都有一樣的想法。

正因為有罪惡感、不知道該怎麼辦，才會反擊，說：「別說那麼不識相的話。」

從對方的角度來看，說不定會覺得自己只是「說出了事實」，不覺得自己應該被罵成這樣。

前面提到的5種心情，多半都會在綜合之後轉換為憤怒。請大家務必理解，**憤怒其實並不是那麼簡單的一件事。**

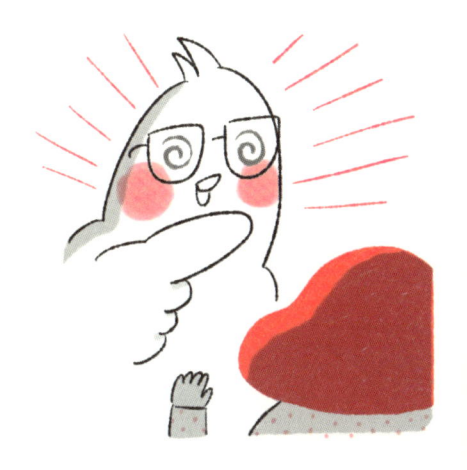

**面對憤怒 ①**

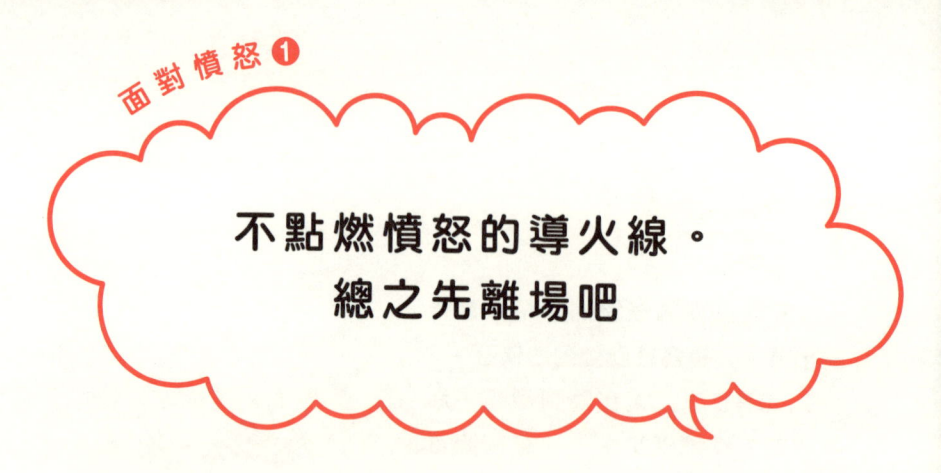

> 不點燃憤怒的導火線。
> 總之先離場吧

▍**憤怒會在短短的時間內蔓延全身。**
　**無法光靠忍耐度過**

　憤怒這種情緒會在短時間內突然變得激昂。在達到巔峰後，又會徐徐下降。有一說認為憤怒的巔峰大約只有6秒，非常短暫。

　所以有些書籍也會寫：「當感到憤怒時，深呼吸6秒吧」。**但對於不擅長情緒控制的ADHD型人來說，這個做法也許有點困難。**

　雖說如此，還是希望大家不要任憑憤怒情緒主宰，對他人投以激烈的言語。且也可能因對方的反應，而激發出新的憤怒，讓整個局勢難以挽回。

　這樣表示無論發生什麼事，我們都必須用忍耐來壓抑憤怒的情緒嗎？

　若真的能做到這個程度，我們就不會那麼辛苦了。而且強迫自己壓抑憤怒，有時也會對身心造成不好的影響。

PART 5　讓自己較不易受傷的控制方法

　　我建議的方法，是**當憤怒的情緒湧上，就立刻離開現場**。這樣不但不會讓對方遭到憤怒波及，還能遠離火種，避免燃起新的憤怒。

　　當感到憤怒時，呼吸會變得短促，心跳和血壓也都會上升，肌肉也會變得非常緊繃。這就是憤怒的徵兆。當感覺到「憤怒的徵兆」，請立刻離開現場。前往喜歡的咖啡廳等等也是不錯的方法。

　　沒事的。這麼做不是在逃避，也不是對對方冷漠以對，而是為了避免將憤怒直接投向對方。當成功後，就去咖啡廳點杯高級一點的飲料，獎勵自己吧。

　　順帶一提，在收到信件後感到憤怒時也是一樣的做法。只不過此時需要遠離的是手機和電腦。

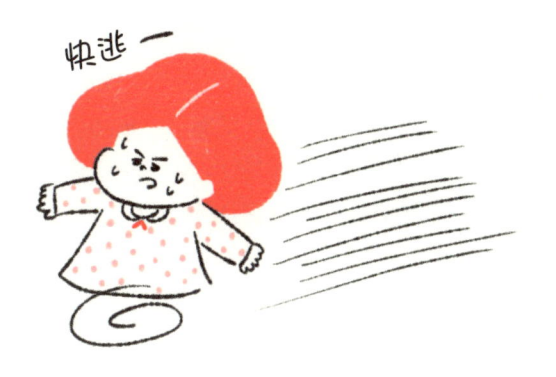

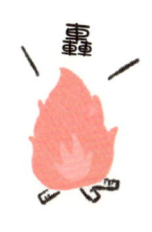

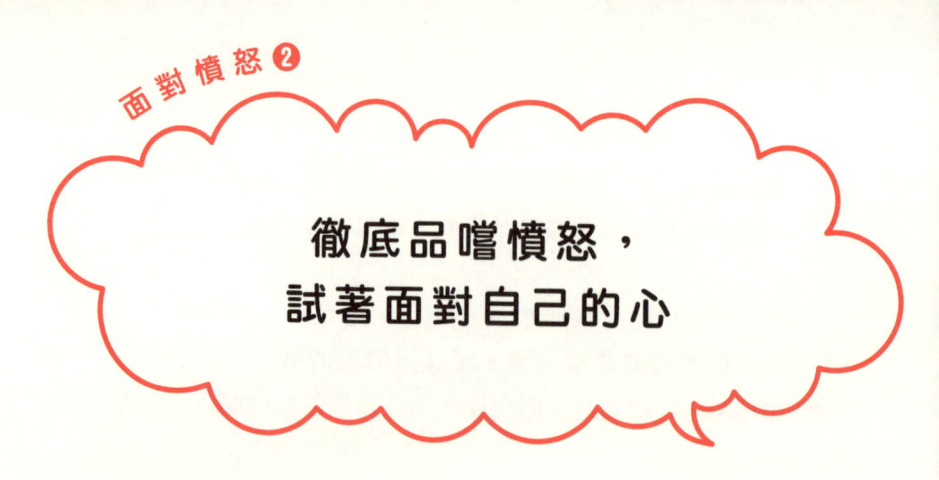

> 面對憤怒 ❷
>
> 徹底品嚐憤怒，
> 試著面對自己的心

## ▎不否定也不肯定憤怒，接受憤怒這項事實

我們不用覺得自己不可以憤怒。因為憤怒是你心中真實存在的情緒。

情緒沒有分好壞。

**誠實面對自己正在生氣的事實，並好好感受憤怒吧**。會這麼說，並不是在肯定憤怒，也不是火上加油要大家更生氣。我只是希望大家能接受憤怒這件事而已。

憤怒是一件非常不可思議的事，只要能得到同理，就能因此平息。但若是否定這種情緒，認為「不可以憤怒」，或欺騙自己覺得「我沒有感受到憤怒」，那麼這種情緒就會在心中悶燒，並以其他形式、在其他情境中出現。又或是成為身體上的問題，藉此顯現出來。

因此當感到憤怒，請接納那最真實的憤怒吧。

## 藏在憤怒背後,真正的情緒

當止住憤怒後,就會明白自己為什麼那麼生氣了。

自己對對方的話語、表情、行為,究竟帶有什麼樣的情緒呢?請試著去了解憤怒背後的「一次情緒」。

**你其實想怎麼做呢?**

請試著整理自己在生氣之前,究竟帶著什麼樣的情緒吧。

最重要的,並不是懲罰對方。
也不是評論誰才是正確的。
而是打造一段不再彼此傷害的關係。

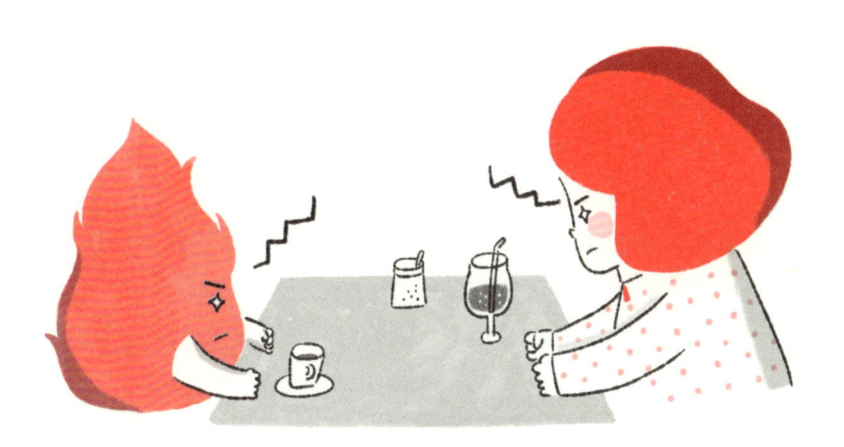

溝通 ❶

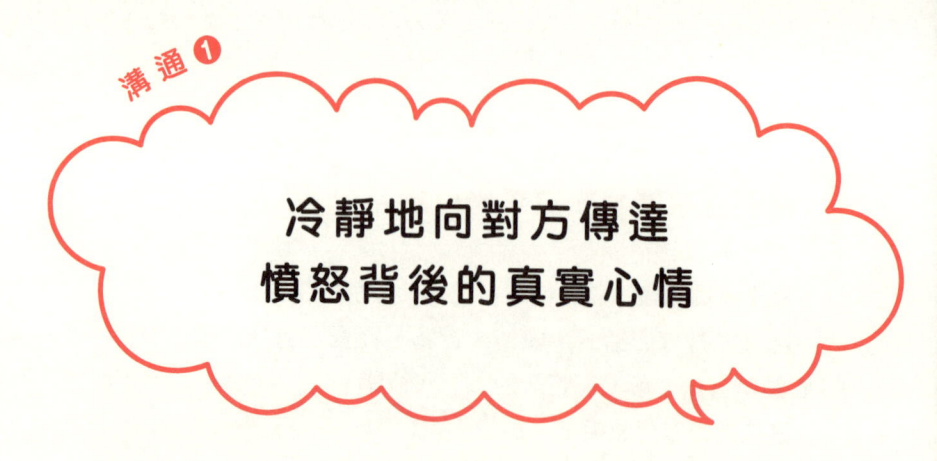

# 冷靜地向對方傳達 憤怒背後的真實心情

## ▌靠3個步驟，循序漸進彌平想法差距

當人與人憤怒的情緒互相衝突時，就會出現想法上的差距。無論是親子、夫妻、情侶、朋友，還是主管與下屬，都存在這樣的差距。絕不只存在於ADHD型人心中。

而所謂的人際關係，就是努力彌平這樣的差距，在彼此之間取得折衷。

為了讓想法間的差距變小，我認為必須依照順序，透過下列3個步驟達成。

**第一階段 了解對方的現狀（資訊）**
**第二階段 理解對方的心情（同理）**
**第三階段 了解能為對方做什麼（解決方法）**

當人被困在憤怒的情緒中，就容易單方面希望對方了解自己。但若不了解對方的狀況，就無法同理對方。若跳過第一階段就想直達第二階段，往往會讓對方覺得「你根本不了解我的

想法」。

而將導致糾紛的問題,與具體的解決方式連結,就是第三階段。若沒有在這個階段彼此好好討論,未來還是無法避免彼此之間充滿情緒的爭吵。

## 每個人應該都有對方不明白的情緒

所以當憤怒的情緒安定下來,就進入第一階段吧。**將自己有多煩惱、憤怒背後的一次情緒、悲傷和自我厭惡的情緒都靜靜地、誠實地說出來。**

「我知道房間因為我的東西,而變得亂糟糟的。我也很討厭這樣的自己,想要改變。但卻老是不順利,我也覺得這樣的自己很丟臉。當這點被你指出來後,由於都是事實,讓我受傷了。抱歉我那麼大聲兇你。」

當把自己現在的心情傳遞出去,才能讓對方同理你,不是嗎?

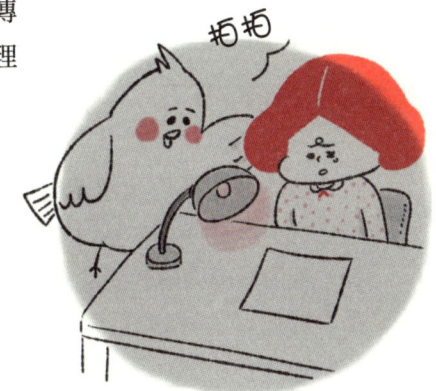

溝通 ❷

## 就算是無法同理的對象，其話中仍可能藏有「事實」

### 為獲得對方的認同，應該為對方的心境創造餘裕

話雖如此，但畢竟大家都是人，不可能凡事盡如理想。無論在第一階段多努力溝通，有時對方還是會說：「對啊，100%是你的錯。」就是不願軟化。

「你會痛苦也是自己造成的吧？你這樣對我造成很大的困擾。你對自己太寬容了！」

什麼？我都已經如此低聲下氣了，他怎麼這麼過分？有時也會出現這種狀況。

此時也許會需要再次離開現場，但一再重複相同的動作也沒什麼意思。因此我們必須改變策略。

**為了讓對方能同理我們的想法，我們也應該去同理對方。**

我理解你可能會認為：「我怎麼可能同理這麼過分的人？」但也許對方並沒有讓別人理解自己的「餘裕」。為了要為對方創造餘裕，就必須要同理對方。

**訣竅就在於，從對方（很過分）的話語中，找出其中的事實並試著同理。**

「房間確實很亂。工作累得要命，好不容易回到家，卻無法好好休息對吧。」盡可能想像對方所面臨的狀況並說出來，這是第一個階段。只著眼於對方話語中的「事實」，運用想像力，整理對方所面臨的處境。但並不需要刻意道歉喔。

接下來則是同理對方：「真的會覺得很厭煩，很煩躁對吧？但你之前都為了我忍下來了對吧？謝謝你。」

在這些步驟反覆進行之後，對方的表情應該會愈來愈和緩。而為對方的心境帶來變化的，正是你的同理，因為對方也希望你能理解他。

在完成這些步驟後，才能表達這句話：

「但我被你說這些話，也覺得很難過。」

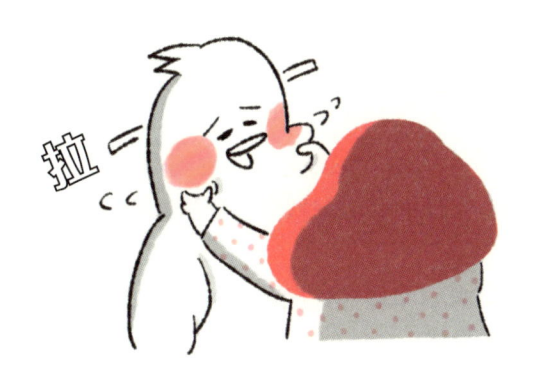

**溝通 ❸**

# 為避免麻煩，
# 具建設性的談話就擇日再說

## ▌等發生問題再處理就太遲了。
## 　在平靜的生活中就應該與彼此討論

　　應該不少人曾因暑假作業不斷累積，而被父母罵：「為什麼不早一點開始寫！」吧。

　　但請試著冷靜想想。

　　在8月31日被罵，也沒辦法做什麼補救了。

　　**父母應該做的，是在暑假開始的那一刻，就和孩子一起制定暑假作業的計劃。**然後定期確認進度，就能避開夏天尾聲時的親子戰爭。

　　想避開與親近的人的爭吵時也是同樣的道理。不應該在問題發生之後才開始擬定對策。而應該像暑假開始時一樣，**在心情還開朗、正面的時機點就應該討論對策了。**

　　**關於與夫妻和伴侶之間的討論，建議可以選擇假日悠閒吃午餐的時段執行。**

PART 5　讓自己較不易受傷的控制方法

「抱歉，我都沒收房間。但既然我們一起住，你能不能也分擔一些家事呢？」

重點就在於具體提出提案。不是單純說：「幫忙做點家事吧」，而是提議具體的方式，如：「我想請你吃完晚餐後洗個碗。」

而更重要的，是提供對方選擇。

「若平日不方便，那可以至少在星期天洗碗嗎？」「若還是不行，我想用下次的獎金買洗碗機，你覺得如何？」

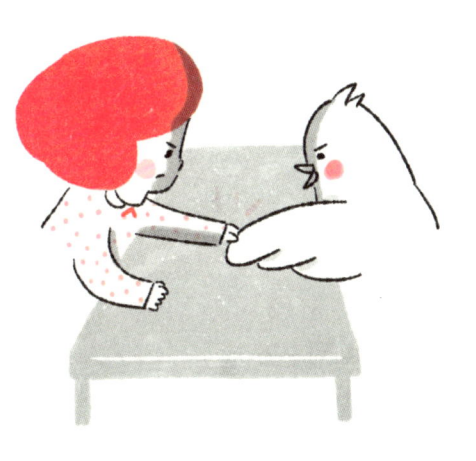

如此一來，對方應該就無法逃避了。

也許無法一次到位，不過溝通這件事，本來就是一邊確認對方的反應，一邊嘗試各種不同的方法，不斷嘗試錯誤。請不要放棄，繼續加油。

> 預防
>
> # 繁忙的時期和生理期前。
> # 在怒火點燃前先出招

### ▌先調整行程，
### 　避開容易引發吵架和糾紛的時期

　　憤怒及煩躁並不一定是偶發事件。你是否也曾有過這樣的經驗呢？

　　「每週一客人很多，整個人都不能休息，回家後容易變得很煩躁，進而引發吵架」、「先生出差時，我比平常更容易對孩子發怒」、「生理期前容易情緒不穩」等等。

　　當ADHD型人需要做的事愈來愈多時，就容易因為一點小刺激而大爆炸。也可能是想藉由發怒來排解壓力。

　　**對女性來說，生理期前是相當危險的時期。** 由於荷爾蒙平衡的問題，情緒容易變得不穩，並容易受到影響。

　　此時請拿出你的行事曆。

　　你容易感到情緒不穩的危險期是什麼時候呢？

　　這一天有很多會議，可能會讓你感到很累；這段時間先生

出差,你必須一個人帶小孩,感覺會對小孩發火;生理期從○日開始,所以那前3天會很危險⋯⋯可以用這種方式做預測。

**當知道危險期,就應該擬定對策。**當知道哪幾天會很忙,就應該預約下班後去做個按摩,儘可能減少工作,並選擇在外面吃晚餐;若知道先生要出差必須自己帶孩子,就可以和孩子一起在晚上7點就寢。

**在說出不該說的話、犯不該犯的錯、發不該發的怒之前,乾脆地按下強制結束按鈕吧。**

另外還有一種方法,就是先向伴侶、家人、同事預告:「我可能會變得有點暴躁,若覺得害怕就趕快躲開。」對對方而言,這麼做也比突然被爆炸波及來得輕鬆多了。

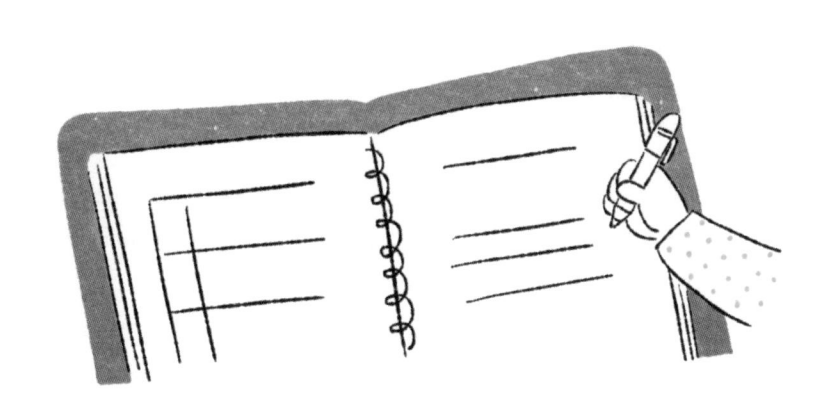

### ADHD型人的「雖說如此」對談 ⑤

## 若每次見面必吵架，是否應該分開比較好

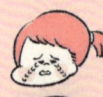

- 我真的哭了。這些**我全都符合**。

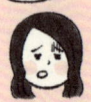

- 有符合妳的情況嗎？有值得參考的方法嗎？

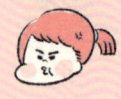

- 沒錯，超級符合。我有時候會突然對人發怒。我也曾想過自己為什麼會這樣，但**原來憤怒背後藏著各式各樣的情緒**。而我認為其中最多的情緒，就是缺乏餘裕。

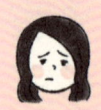

- 嗯，我也是這樣，因此**才需要從一開始就學會基本的時間管理技巧**。
只要時間上有了餘裕，就不會突然生氣了。

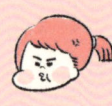

- 我媽是個善解人意、很隨和的人。但現在想想，她應該是ADHD型人。她有時會突然暴怒，我也會因此被罵。可是那時候我完全不知道自己為什麼被罵⋯⋯
但我現在懂了。應該是因為我剛好在我媽沒餘裕時惹她煩心。

PART 5 讓自己較不易受傷的控制方法

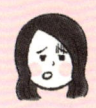

當突然被罵時，任誰都會覺得問題出在自己身上。但正因為不知道原因，才必須**隨時提心吊膽**。對小孩來說，這樣的情況更是難以忍受。

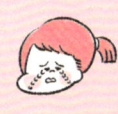

我現在的男友也是個很容易感到煩躁的人。所以我總是很在意他的表情，努力不惹他生氣。
即使如此，我還是會惹怒他。於是我也會很生氣，覺得「我已經很小心了」，所以每次見面就會吵架。這樣真的很不好。

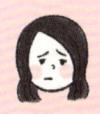

妳男友是隨和的人，還是會在意很多細節的人？

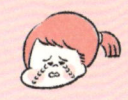

應該不是隨和的人……不過他說話滿有趣的。
雖然他會抱怨我的房間亂，但自己也不是那麼一絲不苟。不過**他媽媽是位很完美的家庭主婦**，所以他對我也會有這樣的要求。

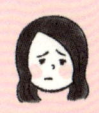

哎呀，還真是嚴格。

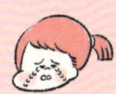

對吧！而且他愛嫌我家亂，又愛來，卻又不幫忙打掃。既然如此，約我去他家不就好了，但他也不這麼做。明明會吃我做的菜，卻從不請我吃東西。

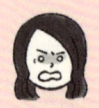

**這根本是不平等條約嘛**。妳能接受嗎?

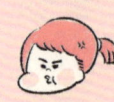

是不太能接受,但我的戀情本來就不曾順利過。一開始明明就是對方先喜歡上我的,但交往後卻情勢改變,開始被嫌煩。

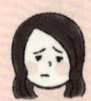

難怪**自我肯定感會下降啊**。

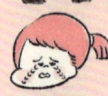

我真的很煩惱,**怕沒有人會喜歡這樣的我**。

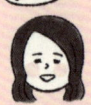

妳很可愛,絕對會有人喜歡妳的。

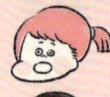

那老師,您教我嘛。怎樣才能遇到那樣的人呢?

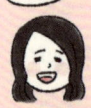

**聯誼!** 只能由自己企劃,自己當主辦人了。

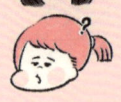

要聯誼還要當主辦人?好老套喔。

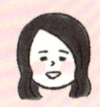

其實我在20多歲的時候，也曾有一段時間為了認識人，而常常參加相親派對喔。

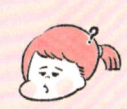

老師應該很搶手吧。

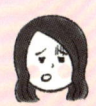

完全沒有……現在回想起來，我當時住的區域很少女生在工作，碩士畢業的女生更是少之又少，所以大家會覺得我「有點恐怖」。而且ADHD型人不是最不擅長做菜嗎？所以完全沒人要理我。**沒有人願意選我，所以我的自我肯定感也一直下降。**我甚至認為自己應該一輩子結不了婚。

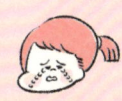

一定很打擊，真可憐。

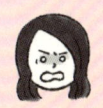

但我覺得自己「才不能就這樣失敗！」要是**連我自己都不對自己抱有期待，那誰會對我有所期待呢？**所以我決定我絕對不能放棄自己。

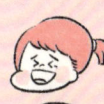

好帥喔老師！所以您後來怎麼做？

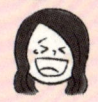

我去聯誼了。

🗨 **結果竟然選擇去聯誼啊！**

🗨 我有具體思考過，想過自己到底想和什麼樣的人結婚。我希望是能接受我做這份工作，且有同理心的人。因此我想，與其像個無頭蒼蠅般參加相親派對，不如去會有很多理想對象的場合。

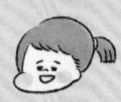

🗨 也是，說得沒錯！

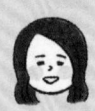

🗨 所以我決定自己挑選戰場。和我做類似工作的人，應該比較能理解我的工作，所以我持續邀請同業舉辦聯誼，並由我負責召集女生。

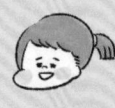

🗨 不愧是ADHD型人，超有行動力。

🗨 哈哈，我也是這樣才結婚，成為一位媽媽。所以妳也要開始行動囉！被動等待是不會帶來機會的。順便問一下，妳喜歡哪種類型的人呢？

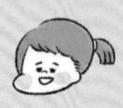

🗨 我還滿喜歡肌肉男的。

那要不要試著去運動雜誌的編輯部，問他們要不要聯誼？

試試看好了。但現在的男友又該怎麼辦呢？

妳有和他談過他真正的想法嗎？可以參考PART 5「溝通」章節中提到的方式。

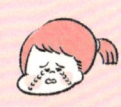

沒有。因為我為了不要惹他生氣，有時和他相處起來都戰戰兢兢的。

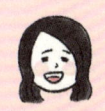

要不要試一次看看呢？**就算沒成功，說不定還是能改變些什麼**。說不定他也有在反省，當然也有可能他會潑妳一盆冷水。

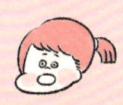

原來如此，您說的沒錯。先好好溝通看看，若失敗的話就分手。老師，謝謝妳。

加油。男人多的是！

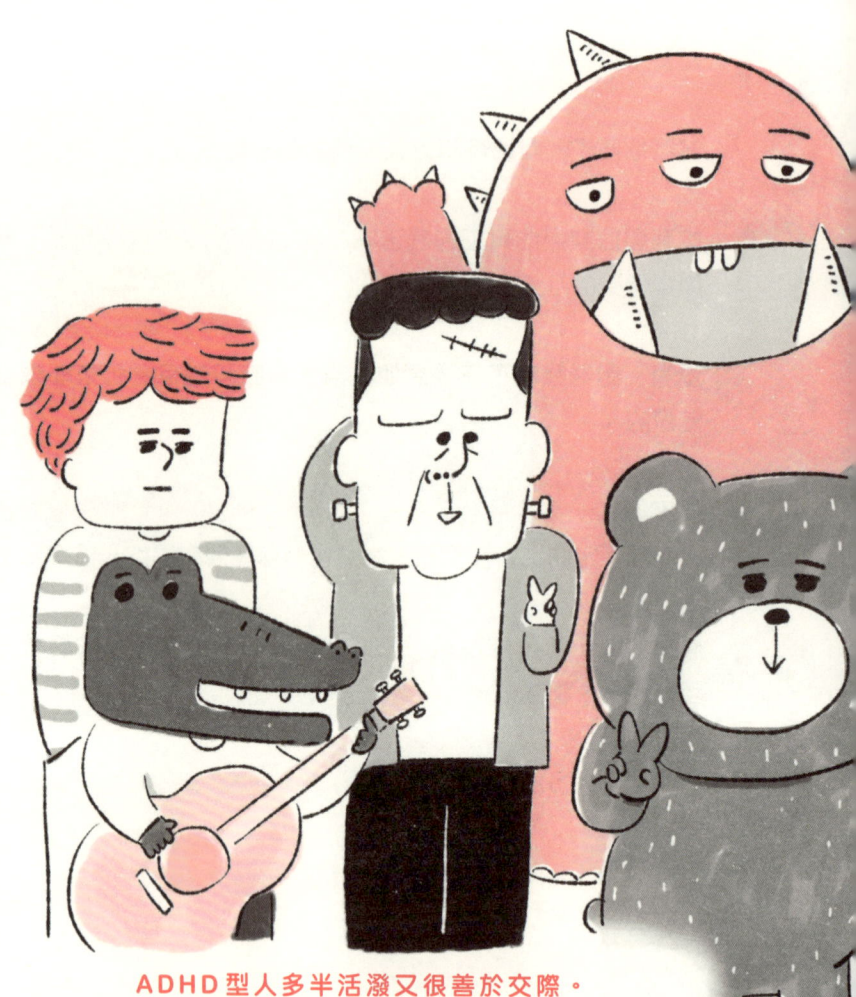

ADHD型人多半活潑又很善於交際。
有很多人能很迅速地與人親近，但也有很多人非常煩惱。
認為「其實我很努力。但還是會被討厭或被看輕⋯⋯」
那到底該怎麼辦呢？

PART

# 6

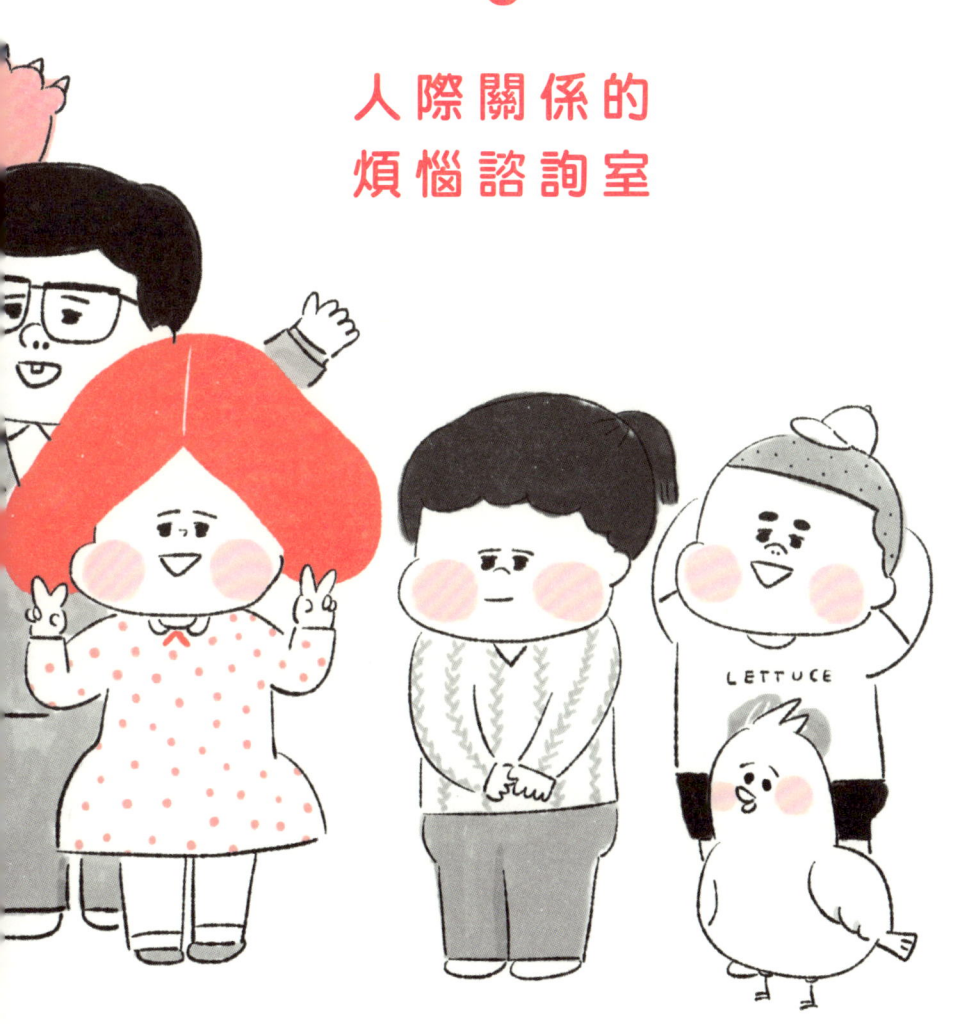

# 人際關係的
# 煩惱諮詢室

**煩惱 ①**

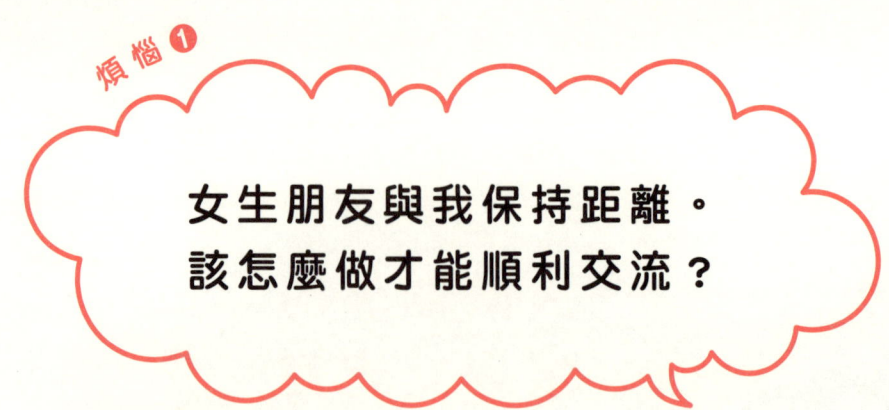

> 女生朋友與我保持距離。
> 該怎麼做才能順利交流?

### ▍試著拿出勇氣,重新審視「被疏遠的原因」吧

　　許多ADHD型人都擅長與初次見面的人交朋友。由於和人之間沒有隔閡,所以他們擁有快速拉近距離的能力。

　　然而,另一方面,ADHD型人卻不擅長維持長久的關係。甚至有時,明明是自己牽線的團體,卻在不知不覺中被朋友疏遠。這是為什麼呢?

　　要正視原因其實需要勇氣,但不妨趁這個機會好好思考一下。就我個人的經驗來說,原因大概有以下幾點:
・不擅長頻繁聯絡。即便在社群平台上,也不怎麼按「讚」,對LINE群組的訊息經常已讀不回。
・即便和人約好,也總是遲到,對他人造成困擾。
・即使見面,卻沒在認真聽對方說話,總是在聊自己的事,讓其他人感到尷尬。

PART6 人際關係的煩惱諮詢室

・即便問過朋友的生日和家庭成員等問題,還是會忘記。
・不考慮朋友是否方便,總是約朋友做自己想做的事。
・男性關係複雜。許多女生對即時行樂型的愛情反感。

你有符合這些情況嗎?「那就改善吧」說起來很簡單,但如果真能做到,我們早就做了對吧?

不過,總還是有一些我們是可以做得到的。比如說,朋友們的社群動態中,總會有她們最近生活的一些點滴。從中了解她們的興趣、去過的地方,還有她們最近是否忙碌。偶爾按個「讚」,或者傳個私訊,或許就能拉近與她們的距離。

不過**也不必逼迫自己**。我們也可以換個角度來想,也許那些逐漸疏遠的朋友,本來就是比較有距離感的人。

比起朋友,我們也可以選擇把力氣放在改善與更親近的家人或另一半之間的關係。你會選擇哪一種呢?

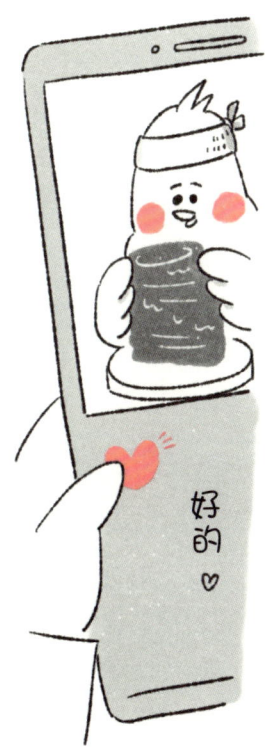

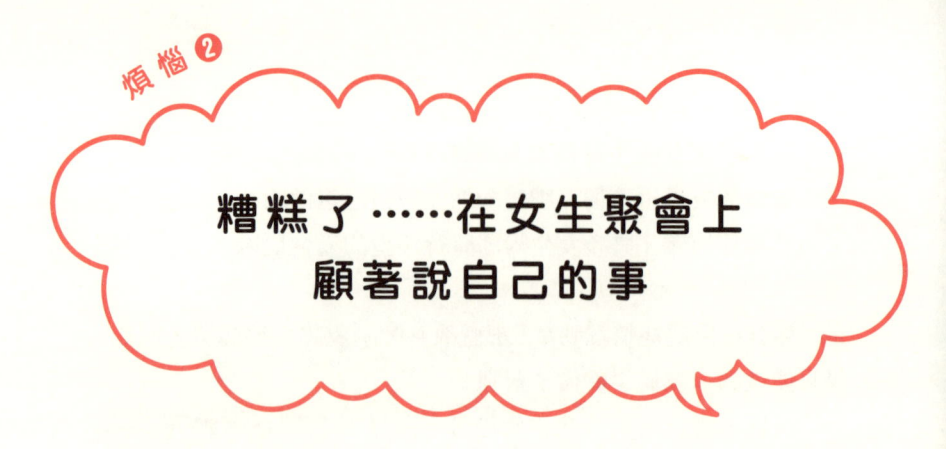

> 煩惱 ❷
>
> # 糟糕了……在女生聚會上顧著說自己的事

## ▎聊20分鐘後，至少安靜20分鐘

　　和學生時期好久不見的女生朋友見面時，明明很期待，很想知道大家的近況，回過神來卻發現自己只顧著講自己的近況……你是否也曾有過這種經驗呢？

　　「雖然聊到一半有發現自己都在聊自己的事，卻停不下來」，我常聽到ADHD型人這樣哀嘆。

　　沒錯，明明心裡很清楚，卻停不下來。

　　大多數女生不會打斷別人說話，她們通常會等對方講完。但ADHD型人的話題很難告一段落，因此，當回過神來，才發現自己已經講了20～30分鐘。有時當聚會結束後，才會想起「咦？我好像沒聽到其他人說他們的近況！」其他人應該也有同樣的感覺。

若在中途發現**「都是我在講話」時,其實有一個好方法可以應對。那就是塞食物進嘴巴。**

因為在談話中,眼前的食物一定還剩不少。先把菜夾到嘴裡,慢慢嚼30下再吞下。接著再吃下一道菜,暫時只把嘴巴用來吃喝!

當食物吃完該怎麼辦?那就用手遮住嘴巴吧。

**至少這樣可以讓聽別人說話的時間,和自己不斷講話的時間保持平衡。**下次再有女生聚會時,請務必試試看。

但其實也不用過度客氣。因為有些女生也會認為「你說的話真有趣」,「我不擅長表達,所以和多話的人在一起會覺得很安心」。

為了能將說話的時間控制在合理範圍內,請記得好好咀嚼。並偶爾將手遮住嘴巴,忍住想說話的衝動。之後當話題結束,可能會有些微妙的沉默,這時就是你出場的時候了。

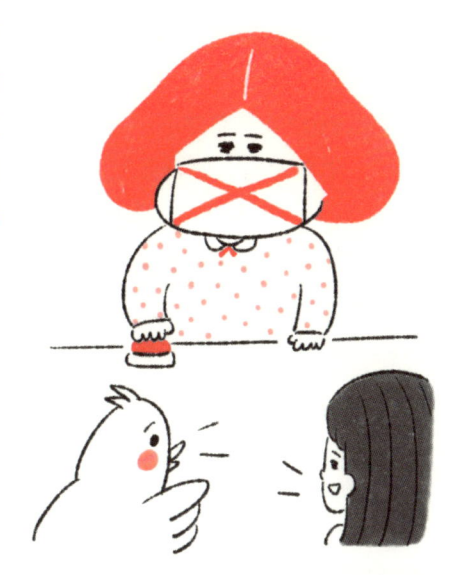

**煩惱 ❸**

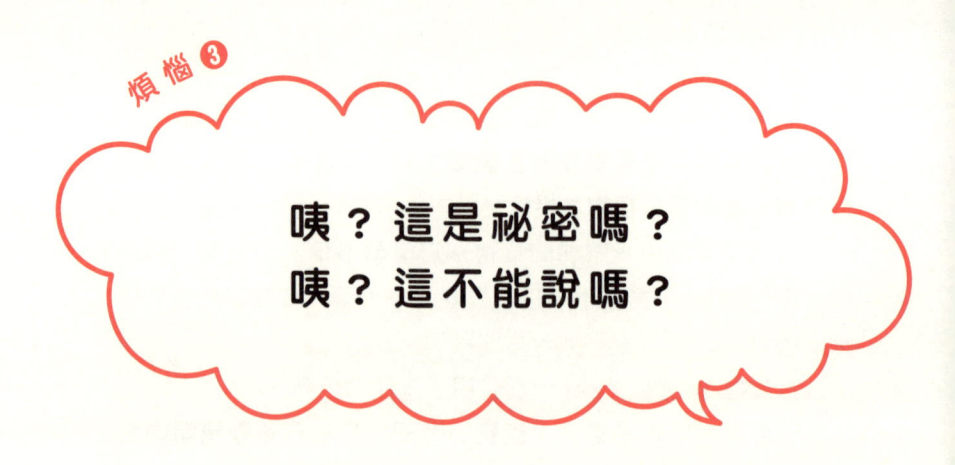

## 咦？這是祕密嗎？
## 咦？這不能說嗎？

### ▌也可以事先告知「別跟我說祕密喔」

　　ADHD型人和失言有著密切的關聯。

　　當腦中一閃過某個念頭，話語往往就已經不自覺地從嘴裡溜出來了。

　　無論是有趣的事、無聊的事、第一次說的事、說了一百遍的笑話、大家都知道卻裝作不知道的事、祕密，還是希望大家傳出去的事，都會不小心講出來。

　　常常會有人為此煩惱，該怎麼做才好呢？

　　雖然不確定這個方法能不能作為參考，但我想在此分享我的做法。

　　**第一，就是事先發出宣言：「拜託別告訴我祕密！」** 因為連我自己都不信任自己了，別人更不應該相信我。

**第二是平時儘量避免有不好的想法。**
**不討厭人、不憎恨人、不說他人壞話。**

這樣一來，脫口而出的話也不會是惡意的。由於我們自己也無法控制自己會說什麼話，所以至少應該避免讓這些話傷害到他人。因此，平時就要多留意他人的優點，這樣脫口而出的話就會是稱讚的話。

只要實踐這兩點，就能自然遠離那些充滿謠言和壞話的是非之地。

如果對方聽到後笑著說：「中島小姐就是這樣，沒辦法」，那就達到我的目的了。

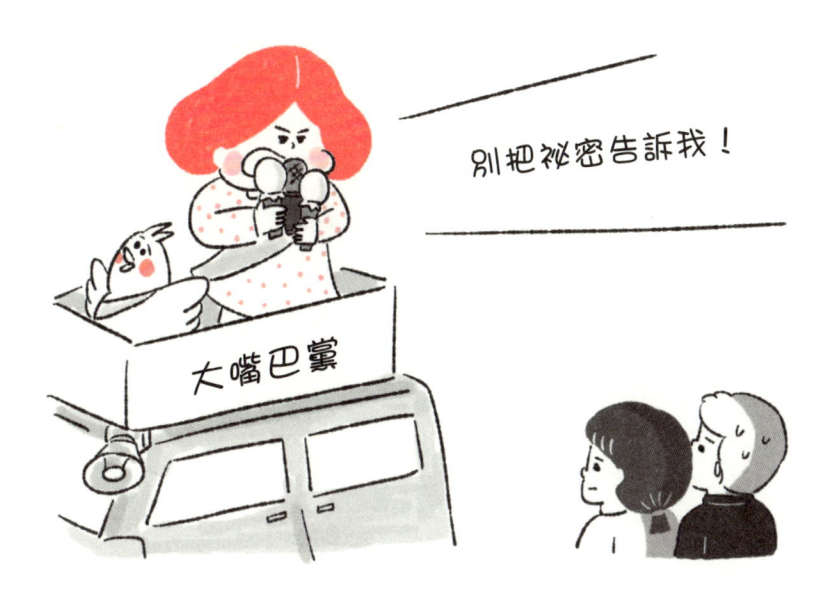

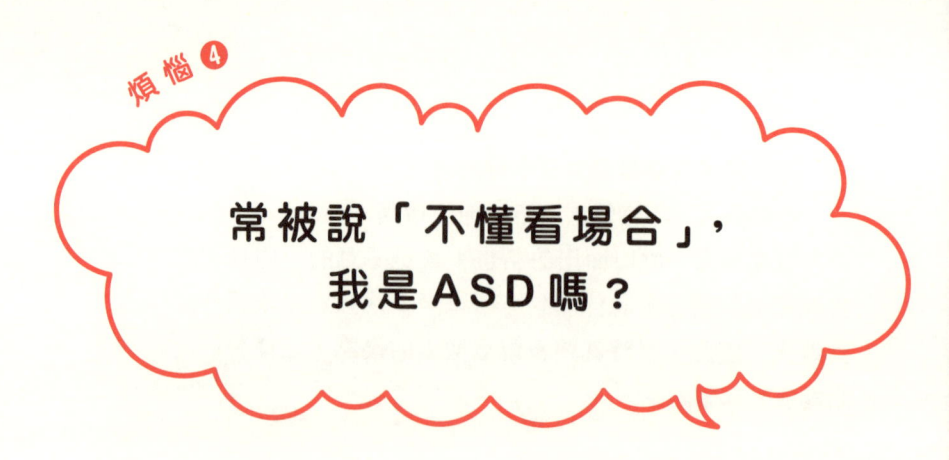

# 煩惱 ❹ 常被說「不懂看場合」，我是ASD嗎？

## ▌據說將近半數人同時擁有這兩種特性

許多ADHD型人都認為「我不懂看場合」，但事實上，ADHD的特質並不包括「不懂看場合」。

「不懂看場合」其實是自閉症類群障礙（ASD）患者的特徵。那為什麼ADHD型人會被認為「不懂看場合」呢？

有兩種可能性。

**第一種，是ADHD和ASD有可能共病。**

有研究報告指出，這兩種疾病的共病率為43%。

**第二種，是衝動性問題。** 明明知道該停止，卻無法停止說話；明明應該停止，卻仍然繼續行動。ADHD無法抑制這些衝動的特質，這或許也會讓人覺得像是「不懂看場合」。

剛搬家的人常常會說：「若經過附近，隨時歡迎來坐坐」這類話。大多數人會把這句話當作「場面話」，即便真的經過附

近,也不會突然造訪。

但ASD的人會認真聽進這句話,並真的因為「經過附近」而上門造訪,並不認為對方是在客套。

另一方面,ADHD型人雖然知道這句話是場面話,但仍無法壓抑自己「好想去!」的心情,於是會忍不住說出口:「那我現在去可以嗎?」從另一個角度來看,這也可以視為充滿活力和效率。這種個性並不單純是一件壞事,反而可能因此讓一個人成為成功的業務。

**但如果你仍希望成為「懂得看場合的人」,我建議你可以看看與禮儀相關的書。**

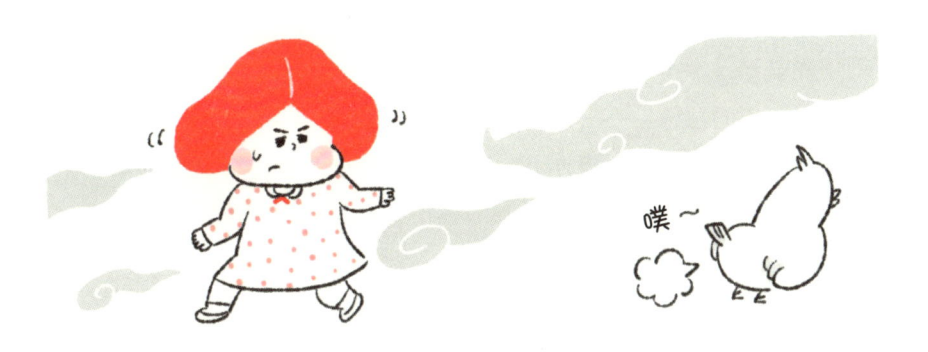

在書店中,你應該會看到「日常生活禮儀」、「女性禮儀」等充滿插圖的書籍。閱讀這些書籍,至少能幫助你了解哪些事情「最好不要做」。

## 煩惱 ❺

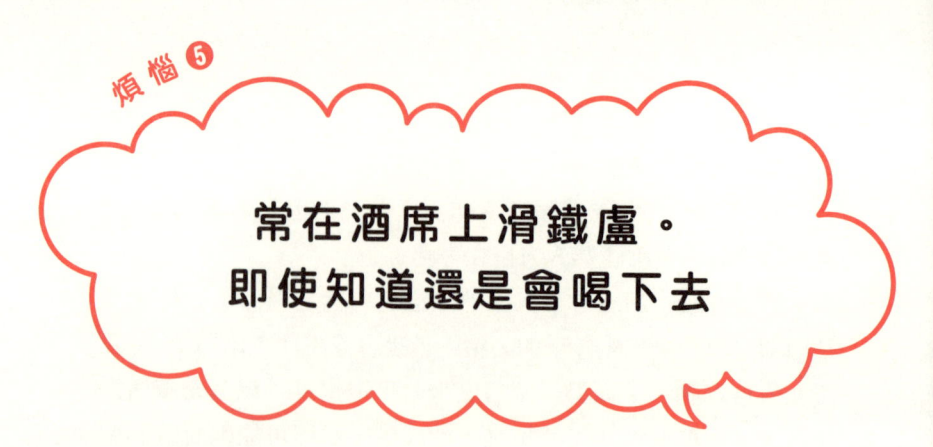

### 常在酒席上滑鐵盧。即使知道還是會喝下去

**▎你希望透過喝酒得到什麼呢？**

也許很多人會認為：「出社會後，可能是因為工作壓力大吧，總忍不住開始喝酒。」特別是對ADHD型人來說，出社會後的生活更是充滿挑戰。在工作中不斷遭遇失敗、人際關係充滿麻煩，戀愛和友情也不太順利。此時，酒精就成了「心靈止痛藥」的角色。

但酒並不能保護你。喝過頭的人可能會說出不該說的粗暴話語，或做出讓自己不舒服的事情，甚至和根本不喜歡的男生發生一夜情。

常在酒席上滑鐵盧的人，也可能有酒精成癮的問題。**有報告指出，ADHD中有高達15.2%的人，都有依賴酒精、藥物的「物質使用障礙」**。這個數字是沒有ADHD的人的3倍。

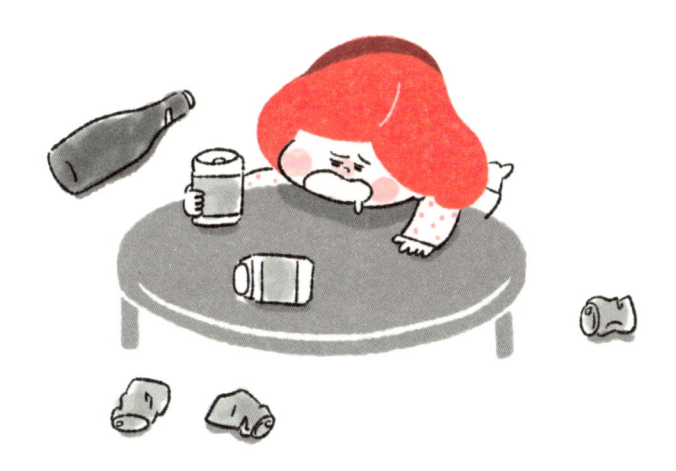

PART6 人際關係的煩惱諮詢室

　　若想脫離成癮狀態，就必須了解「為什麼自己需要酒精？」「喝酒能讓我得到什麼？」

　　並應該理解酒精在自己心中扮演著什麼樣的角色。

　　若酒精扮演的是「心靈止痛藥」的角色，那我認為有兩種方法可以解決。

　　**第一是用酒精以外的方法來抒發壓力**。像是瑜伽和正念就很不錯。在歐美，這種方法對ADHD型人效果極佳，甚至成為熱門話題。另外，按摩和芳香療法等方法也能療癒身心。

　　**第二個方法是從根本解決工作上的問題以及人際關係上的壓力**。這本書中也有一些小方法。請試著從自己能做到的事情開始吧。

　　這對玩遊戲、購物等成癮問題也有效，請務必試試看。

煩惱 ❻

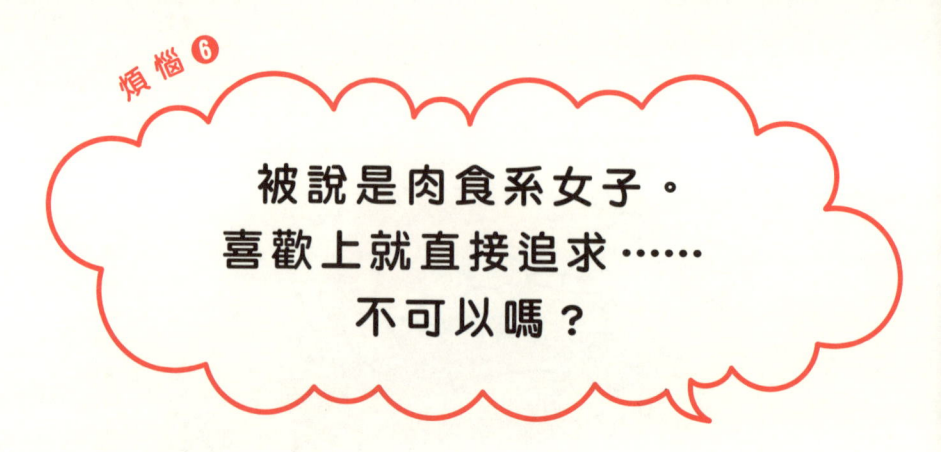

## 被說是肉食系女子。
## 喜歡上就直接追求……
## 不可以嗎？

**▋身體的交融就是「即時報酬」。
但風險卻是由女性背負**

確實有很多肉食系ADHD型女性。

她們有著「既然喜歡，我就希望能弄清楚我們的關係」、「若覺得這個人不錯，就想在身心上和對方建立聯繫」、「難得的機會，我不想讓它溜走」等想法。

積極並不是壞事，而且在男生眼裡也很有魅力喔。

在美國的研究中指出，ADHD的人容易在低齡期發生關係，而且會避孕的人也很少。因此在20歲前就懷孕的人數，是非ADHD女性的10倍。同樣的，罹患性病的人數也為非ADHD女性的4倍。

雖然這個研究無法直接套用在日本人身上，但就我的臨床經驗而言，ADHD型人在交往初期階段非自願懷孕的比例，確實比較高。

身體上的接觸有點像是「能立刻到手的獎勵（即時報酬）」。ADHD型人對即時報酬的抵抗力較低，且衝動性強。再加上他們有快速與初次見面的人拉近距離、喜歡親近的特質，以及開朗性格，不會與人築起高牆，對對方來說，這些特質非常有魅力。這並非壞事，但若與未預期的懷孕、性病、婚外情、反覆離婚再婚等情況相連，就不再是單純的好事了。

在與酒精關係的段落中也曾提過，但**不妨再整理一次，自己到底希望從戀愛中得到什麼吧**。

你期望的是短暫的身體交流，還是一段能讓自己安心的穩定愛情呢？

若是後者，那就試著尋找讓你感到安心的對象吧。而這需要時間。

在PART 3中也提到，對於花時間的課題，應該細分並為每個階段準備「小獎勵」。例如交換了LINE、兩人一起喝酒、牽手、接吻……然後再進一步，和喜歡的人一起累積這些階段，正是愛情的精髓所在。不論是第幾次戀愛都一樣。

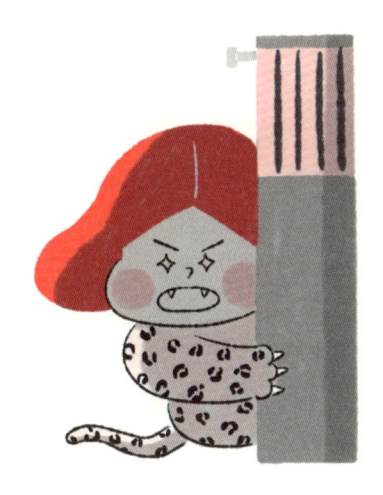

## 煩惱 ❶

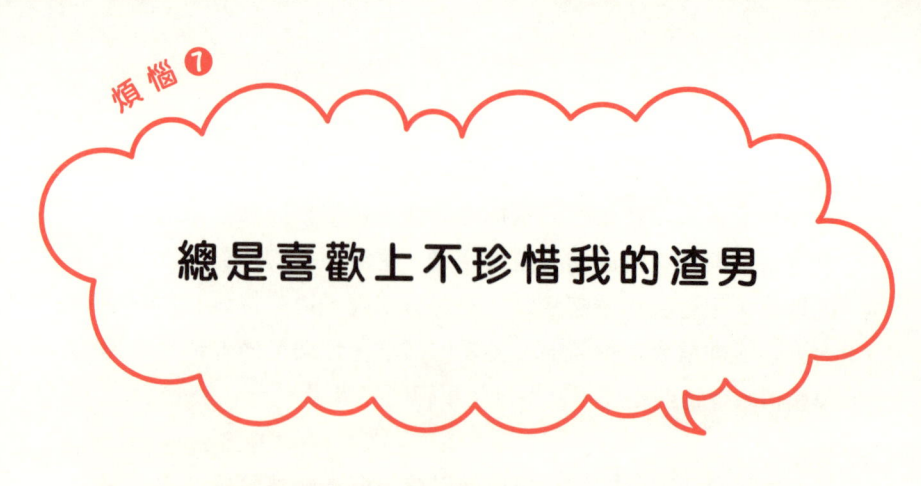

## 總是喜歡上不珍惜我的渣男

### ▌不被喜歡也是理所當然。
### 　你是否也有這樣的想法呢？

　　許多ADHD型人會有這種情況：「不知道為何，總是成為第二順位的女人。」

　　除了有老婆的男性，還有已經有正牌女友或單戀對象的男性，甚至是只把女生當作砲友卻不交往的男性等等。其實這些情況往往代表著，ADHD型人容易喜歡上不珍惜自己的男性。

　　我認為造成這種情況的原因，是**ADHD型人的自我肯定感太低，在內心的某個角落認為：「反正我就是這樣的人，應該沒有人會喜歡我。」**

　　ADHD型人從小就常被責罵，在工作中也常遭遇人際關係的挫敗。無論是職場上的同事還是女性朋友，都無法說出真心話，也無法感到安心。

若處於這種狀況下，即使對方是個渣男，只要他願意陪在身邊，對ADHD型人來說，他就是能讓心靈稍微得到休息的「歸所」。

要分手，就等於在還沒找到下一個歸所之前，必須帶著行李離開現在的家一樣。這樣做確實不容易。

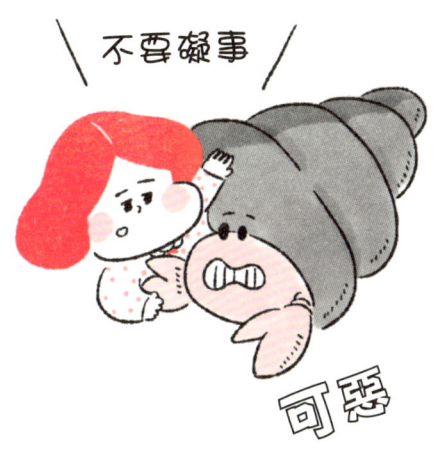

**若要離開渣男，必須先找到下一個歸所**。這裡所指的並不是新男友。

而是像加入同好會、嘗試與老朋友重修舊好、在健身房交朋友，甚至是乾脆換工作。但請不要急於與人縮短距離，而是慢慢開始與人建立聯繫。

在這些新認識的人當中，也有可能會有人真心「希望和你做朋友」。

當自己稍微有了自信後，就可以向渣男表達自己的真心。方法會在PART 5中介紹。如果你已經坦白表達過心情，但對方仍無法真誠對待你，那麼他顯然不是你的「歸所」。

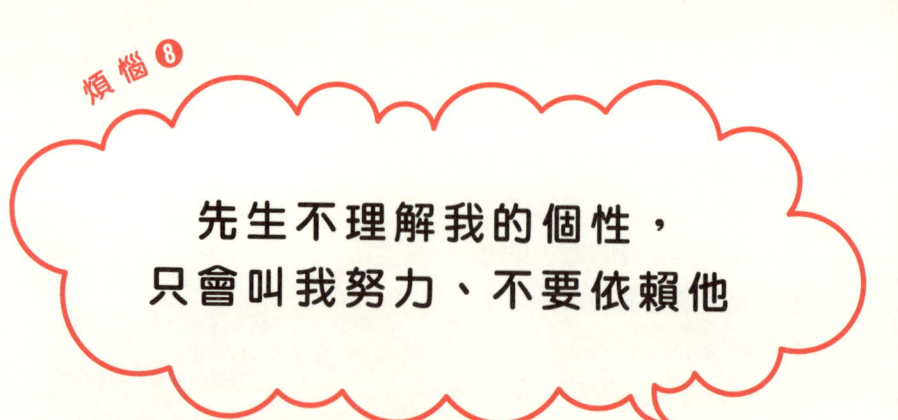

> 煩惱 ❽
>
> # 先生不理解我的個性，
> # 只會叫我努力、不要依賴他

## ▌ 也許你的先生是ASD。
## ▌ 最快的方法是請他看這本書

　　乍看之下，這些話似乎是充滿毅力的運動精神表現，但我卻能感受到其中的ASD（自閉症類群障礙）特質。這位找我商量的人這麼寫道：「即使我說出『我很痛苦』這種話，他也幾乎不會安慰我。他是那種非黑即白的人，不行就是不行，沒有任何通融。」這種缺乏同理心，且不接受灰色地帶的個性，非常像是ASD的特徵。

　　雖然這樣的想法只是來自我的臨床經驗，但我認為**有許多ADHD型女性和ASD型男性的情侶組合。**

　　仔細想想，**這可能是最理想的情侶組合。**

　　對於不擅長溝通的ASD型男性來說，初次見面時就微笑向自己搭話的ADHD型女性一定非常吸引人。另一方面，對ADHD型女性來說，ASD型男性也相當有魅力。像是有邏輯的思維、冷靜且合理的行動、以及嚴謹的個性等，都是「自己所

缺乏的優點」。

但結婚或同居後，比起對方的優點，更容易注意到缺點。ASD型男性對ADHD型女性那種散漫的生活方式，會感到非常煩躁。無論ADHD型女性怎麼傾訴，ASD型男性都無法同理。甚至會出現「你真的沒救了」這樣的謾罵……

或許這對夫妻也是如此。
如果是這樣，就讓他們從閱讀有關ADHD的書籍開始吧。比起依賴情感，**ASD型男性更能接受有邏輯性的解釋。也可以嘗試夫妻諮詢等方式，讓專家介入**。

無論如何，請不要自責，覺得：「一切的錯都是因為自己的散漫」。最重要的是要改變彼此之間的關係。

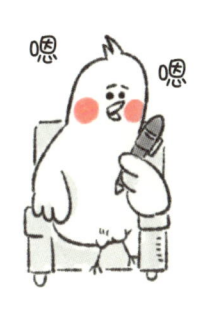

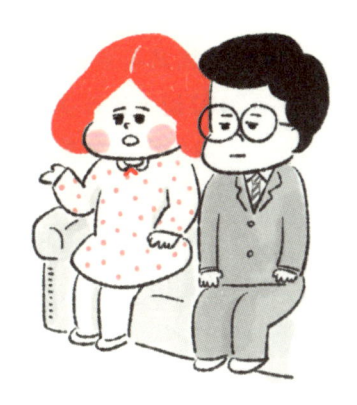

煩惱 ❾

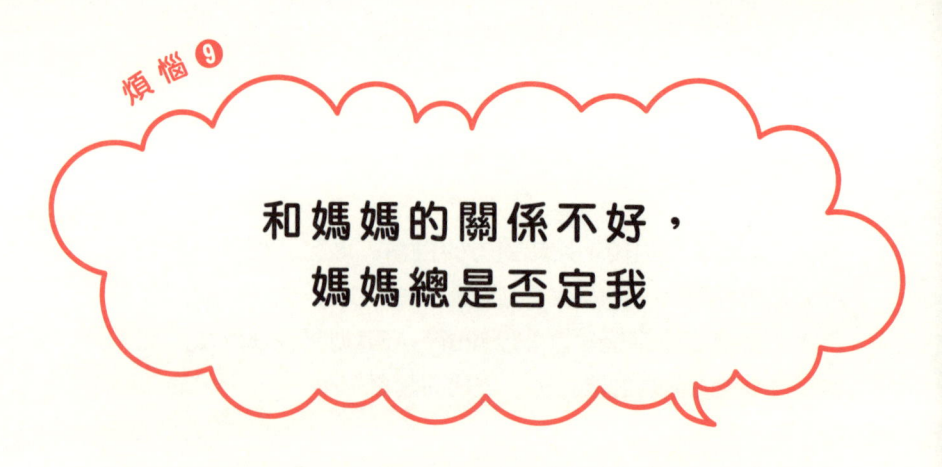

# 和媽媽的關係不好，
# 媽媽總是否定我

## ▍也許媽媽也是ADHD型人。
## 必須拉開距離

追溯ADHD型人自我肯定感低落的源頭，往往來自於父母的責備與批判，以及歧視性的言語與行為。進一步詢問之後，常會發現ADHD型人父母的言行，也常伴隨強烈的衝動性。

像是情緒起伏劇烈、不聽解釋就破口大罵、習慣用暴力讓小孩安靜等等。

**「和媽媽關係不好」的背景，很有可能是父母本身也具有ADHD型人的特質。**

這位來找我商量的人30多歲，與父母同住。但除了經常被責備：「快點結婚」，有時甚至還會被指責：「你無法結婚是因為太散漫、太胖，還有太醜。」會對已經長大成人的女兒，毫不顧忌地說出這些話，正是某些扭曲的ADHD特質中常見的傾向。

PART 6　人際關係的煩惱諮詢室

　　**雖然有許多ADHD患者會與父母一起接受諮詢**，但這位母親大約是50幾歲的人。要她回顧自己的言行，並改變對女兒的態度，或許有些困難。

　　若是如此，我建議最好儘早與母親拉開距離。

　　這位來找我商量的人若是結了婚，媽媽真的就會因此感到滿足嗎？其實未必。也許在生產、養育孩子的過程中，還是會發生許多衝突。

　　如果因為和媽媽反覆爭吵，而消耗了寶貴的能量，那就太不值得了。**請把你期望從父母那裡獲得的溫柔，轉而給自己吧**。為此，我建議你重新建立自己的「歸所」。

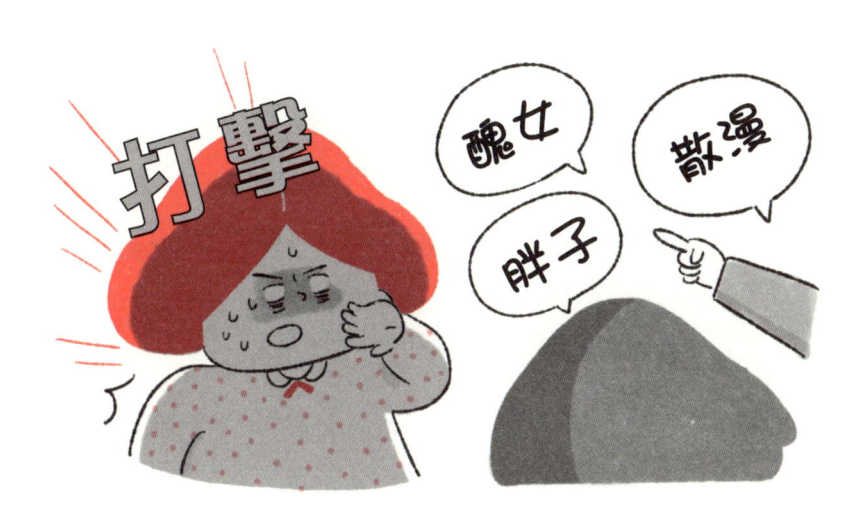

煩惱 ⑩

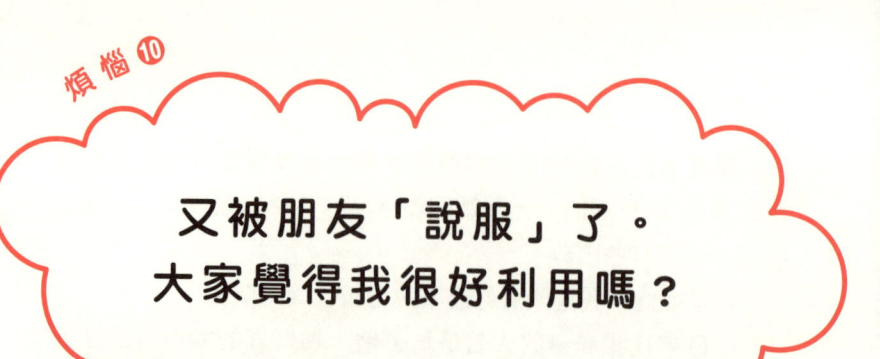

# 又被朋友「說服」了。
# 大家覺得我很好利用嗎？

## ▌聽到好事請先「等一下！」
## 　不立刻簽合約，先找信任的人商量

ADHD型人的人際關係，有淺而廣的傾向。

也就是所謂的「點頭之交」吧。有許多會打招呼、站著小聊幾句的朋友。當被這樣的朋友邀請：「下次一起去逛街吧？」會感到開心，也是人之常情。

然而，最後卻來到了某棟神祕的大樓。聽了一連串的說明後，不小心就買下了（看似）很有用的商品……這類案例不少見，其實就是所謂的直銷。

**擁有ASD或ADHD傾向的人，很容易成為直銷的受害者。**

ASD的人是因為容易相信別人說的話，沒察覺自己正在被騙；ADHD的人則是在聽到「有甜頭」、「有好處」時，容易一下子興奮起來。

尤其當提議的人，是社團中受歡迎、光鮮亮麗的學姊，或是公司裡人氣很高的帥哥時，就更難踩下煞車了。

請大家有一個前提，**那就是當不怎麼親近的人突然要「給你好處」時，就應該警覺事情有鬼。**

即使當下覺得「好像不錯耶！」也請先對對方說：「給我一天的時間想一想」，先冷靜一下。雖然這樣做可能會覺得自己像是在懷疑對方，心裡有點過意不去，但對ADHD型人來說，避免當場做決定是鐵則。

還有，若可以的話，請找家人或朋友中比較「謹慎」的人討論看看。當你要購買重要物品或做重要決定時，一定要先商量。

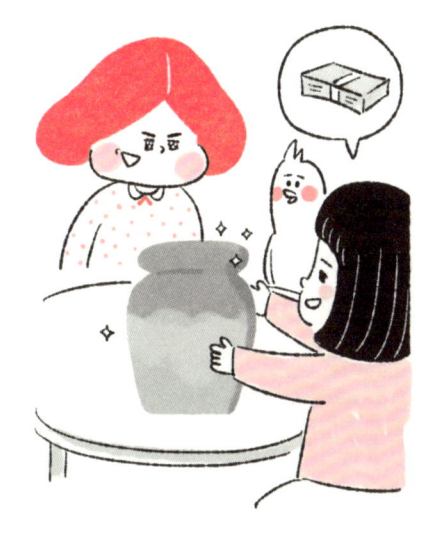

就算不是直銷，也可能會遇到對方問：「你跟〇〇很好對吧？幫我介紹一下嘛」、「可以幫我註冊這個網站嗎？」等等。

但只要你心裡有「我好像被利用了」的感覺，就用「我想想」先帶過吧。沒有必要因此就斷絕朋友關係。

ADHD型人的「雖說如此」對談⑥

# ADHD型人現在都怎麼過生活呢?

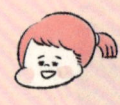

在這個章節中,我稍微改變了編排,試著以從ADHD型人們蒐集到的心聲為主軸。因為我想看看大家都是如何面對自己的特質的。

看了問卷的回答後,我發現雖然有些人已經確診為ADHD,也有些人尚未確診。

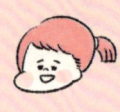

其實有滿多人選擇接受診斷。其中,雖然也有人認為:「就算確診,也沒有什麼改變」,但也有不少人回答:「還好當初有接受診斷」。
例如一位叫Mochi mochi的小姐(21歲)這麼回答:

「過去只要有課題快來不及交,我就會很慌張、責怪自己,反而花上更多時間。但接受ADHD診斷後,我反而會覺得:『雖然我沒完成,但我還是沒有逃避,一直很努力!總之先好好表揚自己這一點吧!』」因此堅持住了。

自從諮商師和幫我診斷的醫生對我說:「只是你的大腦運作方式剛好和社會機制不合而已。這並不代表你是懶惰或沒用的人,請千萬別誤會,也別責怪自己。過去這段時間你真的很努力了!」之後,我的人生有了180度的轉變。

由於過去我一直認為自己是個沒救的人,所以也沒有勇氣去挑戰自己想做的事,早就放棄了。

但一了解這些問題都出自於我的大腦特質,我不再只是否定自己,而是開始認真思考自己到底不擅長什麼。並具體去思考,有沒有什麼方法能改善那些不擅長的部分,並開始試著挑戰那些自己可能做得到的事。」

真厲害!Mochi mochi 小姐真了不起。聽了這段話,讓人能了解到,比起診斷 ADHD,更重要的是診斷過後提供的支援。我也應該把這件事謹記在心。

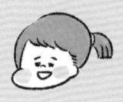

真的。下一個是長靴小姐(38歲)。

「雖然我很努力,但工作能力還是比不上其他人。我也因此產生一種自卑感,覺得自己很丟人。但有專家對我說:『你認為自己比其他人差,或覺得自己和其他人不同的部分,其實也全都是你的魅力喔!』

自此以後,我就會小心不過度逼迫自己。」

確實如此。有時自己認為很糟的部分，在別人眼裡卻非常耀眼，所以不用過度自卑。

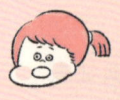

其中也有人因被診斷為ADHD，生活產生了巨大的改變。
像彩小姐就因被診斷為ADHD，而獲得日本的身心障礙補助，並使用居家照護服務，開始獨自生活。

「被診斷為ADHD後，我就從大學休學，並開始前往身心障礙者就業支援機構。由於發現母親其實也有發展障礙，因此我離開了父母，搬進一間提供住宿的自立支援訓練機構生活。
之後我接受支持型就業，現在也持續在工作，並在開始工作後轉而獨自生活。雖然一度接受過父母的金援，但**因為能獲得身心障礙補助，也逐漸過上了自立的生活**。
此外，開始獨居的同時，我也開始**使用居家照護幫手**的服務。一週會有一天請幫手來訪，讓生活節奏更為穩定。部分家事由幫手協助處理，也帶來了不少助益。」

確實有像彩小姐一樣，因接受診斷後而獲得各式各樣支援的案例。若因種種原因無法與親人同住的人，也能像彩小姐一樣，尋求自立的道路。
另外還能**取得身心障礙手冊、以企業的身心障礙保障名額就業**，可以多查查相關資訊。

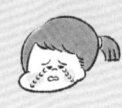

> 有些人很擔心接受診斷後,身邊的人態度可能會改變。但也有這樣的夫妻。Pokokaka小姐(31歲)。

「確診為ADHD後,我哭著告訴先生。然後他對我說:『雖然現在才知道病名,但我一直都很清楚妳有這些特質,仍然選擇和妳在一起。所以更不可能突然討厭妳。』因為這句話,我的心情輕鬆多了。」

> 真是個好老公!希望妳也能和這樣的人結婚!

> 話是這麼說,但這麼棒的男生到底去哪裡找呢?Pokokaka小姐,請告訴我這些人都住在哪裡,我要去那裡參加聯誼!
> 啊,羨慕過頭都失了分寸。那麼接下來,我將介紹大家各自做了什麼努力。
> 像是剛才介紹的Pokokaka小姐也下了很多功夫。
> 例如「花時間製作待辦清單!將一天的活動都寫出來,製作長期規劃的清單。
> 雖然我在確診前就有在使用待辦清單,但現在對我來說,待辦清單真的變得非常重要。所以我會把必須記住的事大大地寫在紙上,放在我一定會注意到的地方。在工作方面,則是將待辦清單分門別類,花時間製作。對於不得不處理的事,我會把待辦事項說出來,就算想哭也會開始著手處理。」

花時間製作待辦清單非常重要！寫得大大的，放在自己看得到的地方也是不錯的策略。

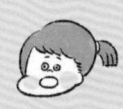

就算一邊哭，還是會開始做啊⋯⋯我會好好學習的。
另外，也有很多人習慣吐槽自己。小森美菜小姐（30歲）就是其中一人。

「我在心中創造了一個會客觀吐槽自己的人格。但做這件事其實很累，所以當我沒有行程時，會在家裡發呆一整天。
除此之外，我會用手機的筆記功能記下絕對不能忘記的事。但針對需要動腦思考的事，還是用紙筆寫下來會更有效。」

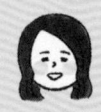

原來是把筆記方式分成數位、非數位兩種。對某些人來說，這種方式確實值得參考。

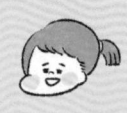

還有人說自己在婚後開始做家事後，培養了執行能力。Mokemiyo小姐（42歲）。

「我在20歲就結婚生子，一路至今。若不把做家事和育兒相關的事情排好優先順序，事情一定無法完成。所以我會趁孩子睡覺時做家事等等，養成了俐落行動的習慣。
由於我是在當過家庭主婦之後才進入職場，所以在工作上幾乎沒遇過什麼大的挫折。我覺得這樣真的很棒。」

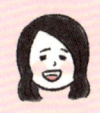

原來如此。做家事和育兒確實是多工作業。正因為在當家庭主婦時下過許多工夫,也能將經驗運用在職場上。這點我倒是沒想到。

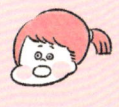

家庭主婦果然很厲害,我真是尊敬得五體投地。
除此之外,我還收到「我想放棄」的意見。是來自麻呂子小姐(34歲)的分享。

「我不擅長減少物品。雖然東西到處都是,連地板都被淹沒,但因為我記得每樣東西放在哪裡,所以勉強還過得去。若真的找不到,就放棄,轉換心情。由於我記不住人的長相,所以在自我介紹時會先道歉,說『我之後可能還會問好幾次大家的名字,抱歉』。這麼做之後,多半不會有什麼問題。」

雖然很有說服力，但如果可以，還是希望她能看看PART 4，試著整理一下。能看到地板的話，生活一定會輕鬆許多！

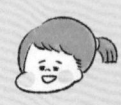

我也不擅長記住別人的長相，也曾對同一個人說好幾次「初次見面」，還遞了名片。事先道歉好像是個不錯的方法，我要把這招學起來。
然後Zun小姐（33歲）則做了這些嘗試。

「當很忙的時候，我就會詳細寫下時間表，並事先把要帶的東西、出門時間等等都記下來。
此外，因為我很容易忘記哪天要倒垃圾，所以我會利用提醒功能。」

看來她很努力地在管理時間呢。對ADHD型的人來說，倒垃圾確實是一大難關，提醒功能應該會很有幫助。
只要覺得「這件事絕對不能忘」，我就會先設好提醒。當聲音響起時，我就會知道「有事情要做！」然後拼命想起來。

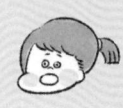

另外，我還蒐集到這樣的建議：
・在白板上寫下筆記。
・為了不要忘記吃藥，使用服藥提醒月曆。
・使用筆電的便簽功能。因為會顯示在桌布上，所以能在工作中隨時查看。
・擺一個洞洞板，把常用的物品掛在上面。

PART 6 人際關係的煩惱諮詢室

- 以前住在大學宿舍時,我會在門上貼一張紙寫「我第一堂有課,請叫醒我」。就真的會有人來叫我。
- 努力成為一個聆聽的角色。

我常常覺得ADHD型人真的都好努力。希望這本書能對大家有所幫助。

我也希望有一天,自己能夠給別人建議,向他人推薦有用的方法。

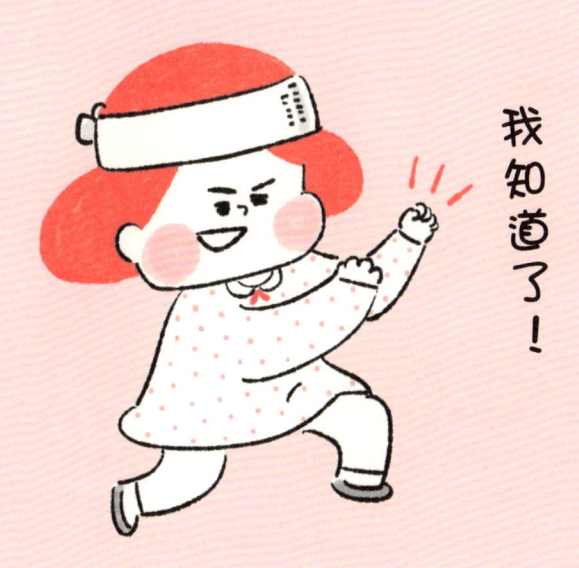

對於人生中必要的花費，不要吝嗇

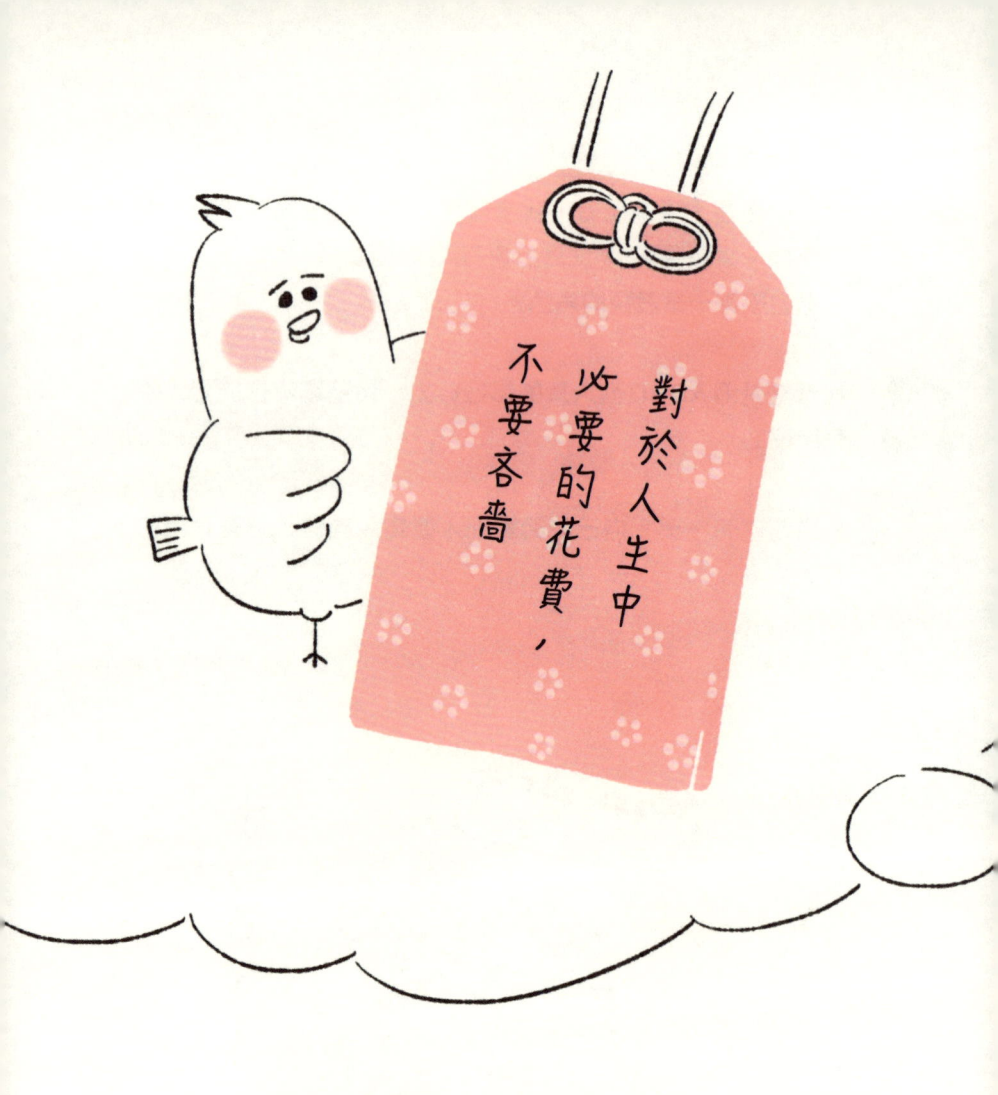

在最後的章節，我準備了10個句子，
希望大家在受到挫折的時候能想起來。
若你願意，希望至少把其中一個句子放在心中。
希望在需要時，這句話能成為你的護身符。

PART

# 7

# ADHD型人
# 仍能過上幸福的生活

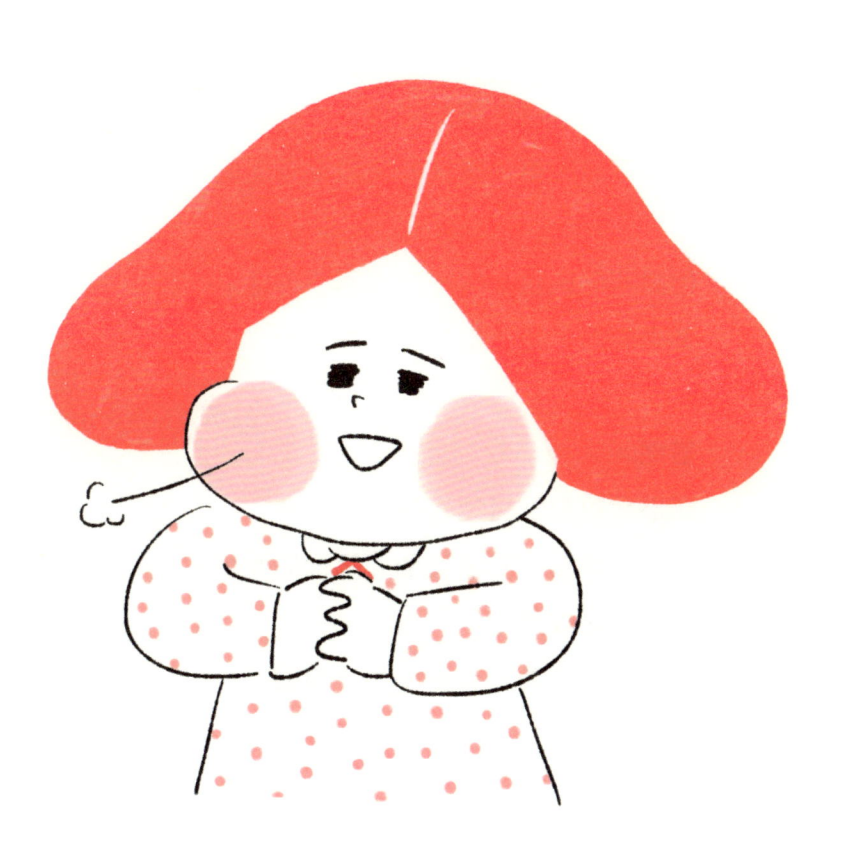

由於在這個世界,
多數人沒有ADHD、ASD。
這個世界,被打造成能讓多數人過得舒適的模樣。
大家都把這個世界中的常識,稱為「普通」。

既然普通,就應該辦得到。
那麼普通的事,應該要能輕易辦到吧?

但對我們來說,這一點也不「普通」。
必須努力,花上很多精力去配合。

當然,
雖然我很想舒適地過生活,
但也不希望去影響其他人舒適的狀態,
所以我會去努力。
但其實我們並沒有義務要「普通」。

PART7 ADHD型人仍能過上幸福的生活

要明白我是我。
你是你。
這是尊重的起點。

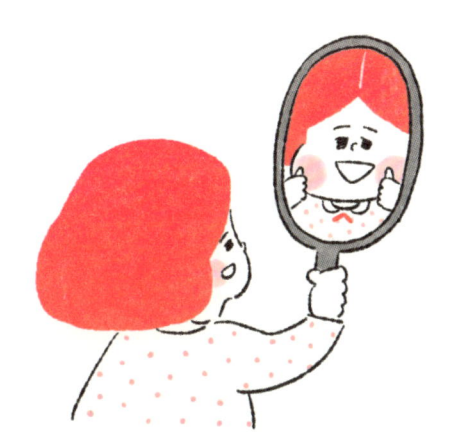

**獲得幸福的關鍵句 ❶**

## 不「普通」也沒關係。

在某些夜晚，我也會感到悲傷、難為情，
不知道該怎麼辦才好。
就像腳趾不小心踢到門一樣，
令人絕望的大失敗，也會突然帶著衝擊找上門來。

我為什麼那麼笨呢？
為什麼我會犯下這種錯誤？
為什麼？為什麼？為什麼？

此時，另一個我向我說話了。

「別哭了，從被窩裡出來，去煮點水吧。
來喝杯香甜的紅茶吧。」
「失敗了，真是個笨蛋。
但這就是我啊。這就是我必須面對的現實，
就接受它吧。
反正我已經有在反省了，
雖然應該要更認真反省，但沒關係的。
就重新開始吧。」

PART7 ADHD型人仍能過上幸福的生活

「對那些因為我而感到不快的人道歉吧。
努力想一想該怎麼做,才能防止再次失敗。
明天再一起來想想吧。」
我,就是我最好的夥伴。

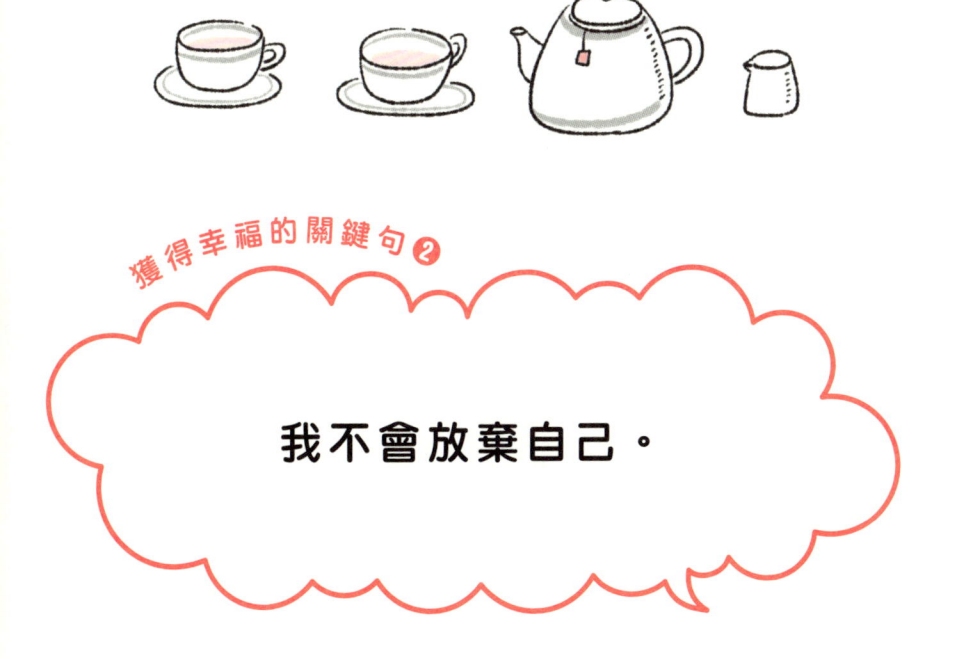

獲得幸福的關鍵句 ❷

我不會放棄自己。

有什麼事是我做得到的呢？

把堆積如山的餐具收一收。⇒好像做不到。
把衣服折一折。⇒好像也沒什麼必要。
從洗衣店把套裝拿回來⇒好像會被罵。
吃飯。⇒我還不餓。
走去廚房。⇒這麼簡單的事我好像做得到。
將洗碗精擠到海綿上。⇒好像又變難了。
洗3個盤子。⇒做不到。

那先重來一次吧。

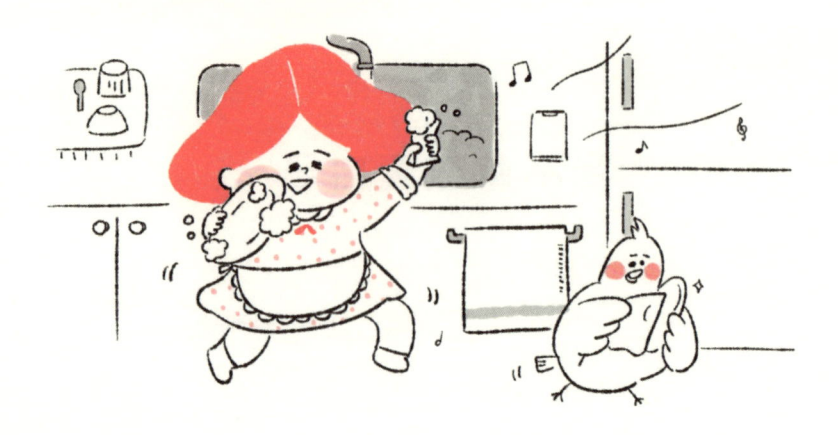

PART7 ADHD型人仍能過上幸福的生活

走去廚房。⇒這麼簡單的事我好像做得到。
在廚房放音樂。⇒真開心。
隨著音樂節奏將洗碗精擠到海綿上。⇒好像可以。
隨著音樂節奏洗3個盤子。⇒這樣好像做得到。

狀態不錯喔。
那乾脆把剩下的碗盤也一起洗掉吧！

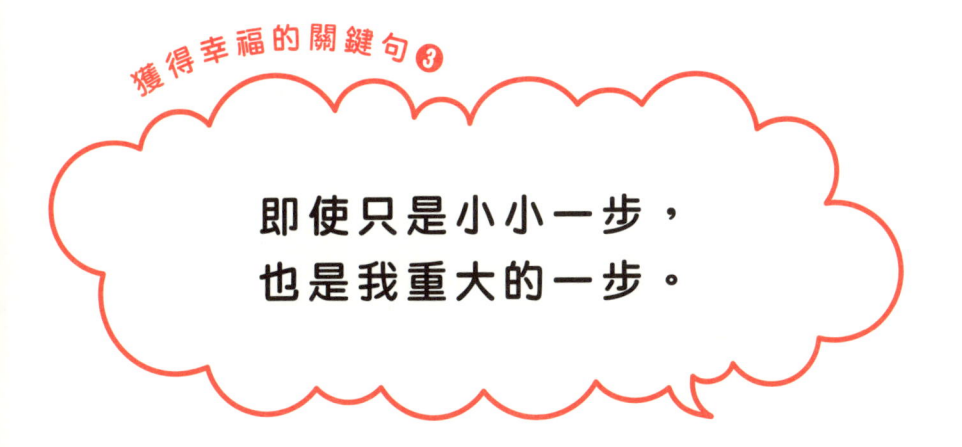

獲得幸福的關鍵句❸

即使只是小小一步，
也是我重大的一步。

明明是女生,卻很邋遢。
明明是大人了,卻沒常識。
明明是社會人士,卻會遲到,真是太扯了。
一點女人味都沒有。
這是媽媽的義務吧?
幫我做這點事也是應該的吧。

我們所居住的世界中,
充滿了各種「應該這麼做」。
ADHD型人總是不符合「應該這麼做」的規格。

也許正因為這樣,
我們才會憧憬能擠進
那個「應該這麼做」
的規範中。
想要一寸不差地,
被所謂的
「應該這麼做」同化。

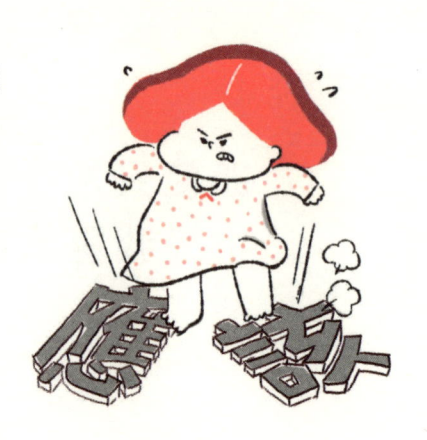

PART7 ADHD型人仍能過上幸福的生活

然後責怪做不到的自己。
但其實我都知道。
在那個同化的盡頭,
「應該這麼做」反而會開始束縛我們的身體,
用比全支撐彈性襪還要強上幾十倍的力量。
接著又繼續對我說出更多更多的「應該這麼做」。
我明白的。我身邊有很多人,
早已和「應該這麼做」融為一體。

和「應該這麼做」保持距離,其實並不算壞事。

**獲得幸福的關鍵句 ❹**

## 拋開「應該這麼做」的想法。

雖然稱不上是朋友，
但我認識一些能一起愉快工作的人。

還有在聽我說話時，會一邊做筆記的人。
當我想到新的企劃時，能產生共鳴的人。
擅長找出計算錯誤的人。
就算發現錯誤，也不會生氣的人。
雖然對他來說，保持整潔如同呼吸般自然，
但只要遇到初次見面的人，
就會像停止呼吸般僵住的人。
還有會提出100個不知道能不能執行的企劃的人。

這世上的工作如繁星般多，
在各個星球上，各式各樣的人們，
都帶著不同的個性工作著。

PART7　ADHD型人仍能過上幸福的生活

若現在的工作不順利,
也許只是因為還沒遇見與你個性契合的人而已。

與其改變自己的個性,
不如踏上一段旅程,
去尋找另一個星球也不錯。

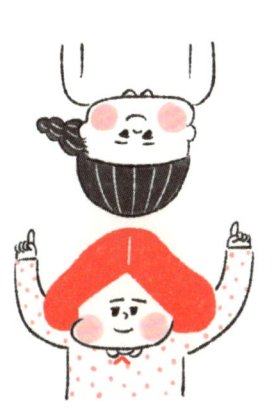

獲得幸福的關鍵句❺

和互補的人一起工作吧。

剛買掃地機器人時，我其實很後悔。
因為它一直翻倒，又會纏到東西，
還得先把地板上的東西整理好，真的麻煩死了。
對獨居的人來說這明明是奢侈品，
為什麼我要買這種東西呢？

但吸塵器卻愈來愈可愛了。
謝謝你今天也努力幫我掃地。
但我卻把外套丟在這裡，真是抱歉。
因為我把門開著沒關，
害你掉到玄關。
很痛吧，我可得小心一點才是。

這個不會言語的機器，
就這樣一點一滴地改變了我的行為。

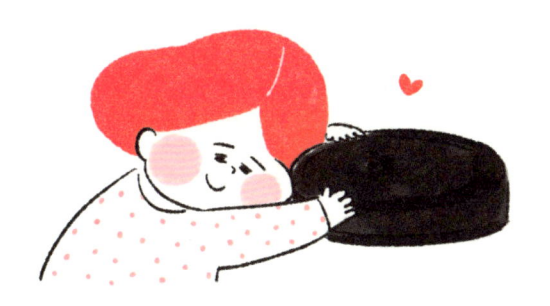

PART7　ADHD型人仍能過上幸福的生活

方便的道具愈來愈多。
雖然有點貴，
但對於生存所需的經費，可不能吝嗇。
就大大方方地使用，光明正大地改變吧。

獲得幸福的關鍵句 ❻

> 對人生中必須花的經費
> 不要吝嗇。

我們ADHD型人，
沒什麼機會和真實社會交換資訊。
但社群網站普及之後，一切都變了。
只要用標籤搜尋，
就會發現有許多同類的夥伴。

部落格、推特、臉書、note。
在各個地方，有各式各樣的人，
將那些令人笑不出來的失敗經驗、
讓人開懷大笑的成功故事、
還有在困境中學到的小訣竅，
毫不吝嗇地分享給同樣有相同經驗的夥伴。

就好像擁有相同祖先的流浪民族，
在應許之地再次重逢的喜悅。
雖然有時也會看到一些惡意訊息，
但這時應該保持一顆堅強的心，
只接收值得信任的資訊就好。

PART7 ADHD型人仍能過上幸福的生活

今天在世界的各個角落,
也有看不見的夥伴正在努力著。
這將會成為我的勇氣。

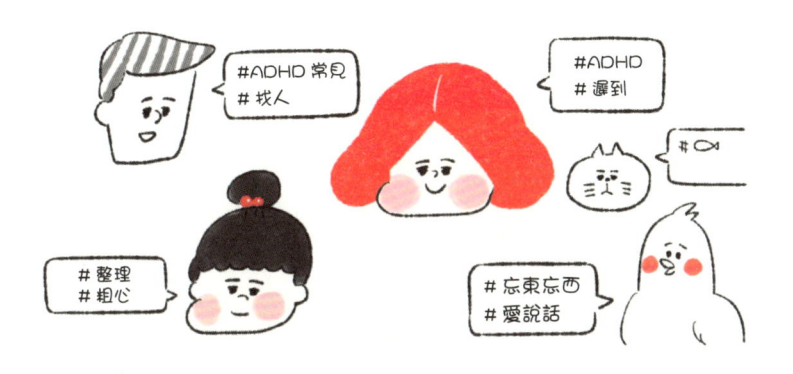

#ADHD常見 #找人

#ADHD #遲到

#魚

#整理 #粗心

#忘東忘西 #愛說話

獲得幸福的關鍵句 7

雖然沒看見,但其實你有同伴。

「他會那麼煩躁,都是我的錯」
請別再這麼想了。

那些大聲的嘆息、重重的關門聲、
還有對你言語的忽視,
都不是因為你才發生的。
那是對方自己選擇了這樣的行為。

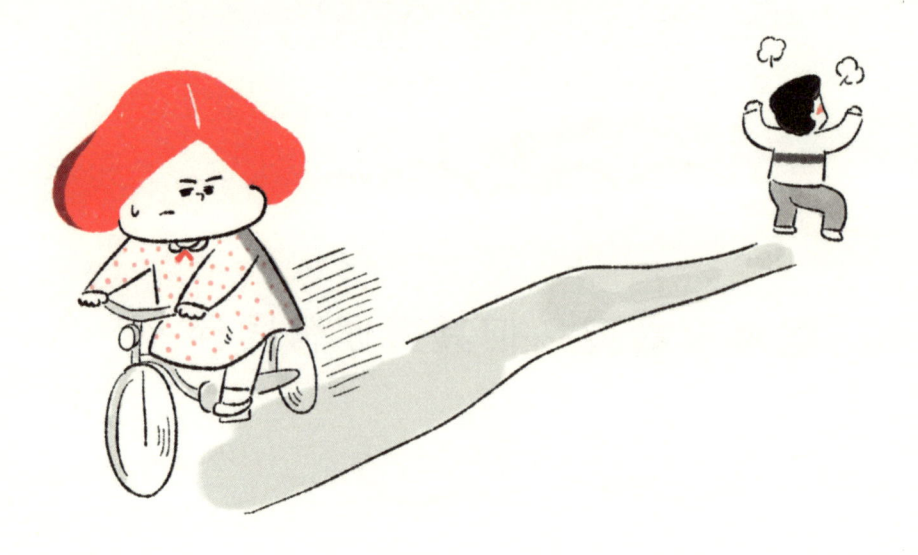

我是我，我只需要對自己的行為負責。
如果覺得應該反省，那就好好反省。
如果認為應該改變行動，那就改變。
這些都是我經過思考後所做的決定。
而不是為了避免惹對方生氣才這麼做。
如果有人認為「我會這麼生氣，都是你害的」，
那就和這樣的人劃清界線吧。

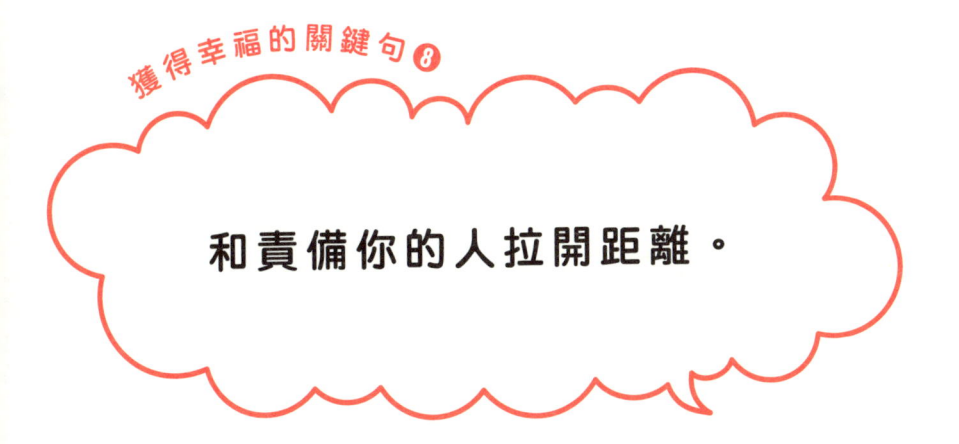

獲得幸福的關鍵句 ❽

**和責備你的人拉開距離。**

我常常會想，
我不需要中樂透。
就算賓果遊戲一格也沒中，
賀年卡沒中獎，
我都不在意。

每當，
我弄丟的錢包原封不動地回到我手上時。

每當，
工作快趕不上期限時，有人伸出援手時。

每當想起各種時刻，
聽到那句「沒關係」時，我都會這麼想。

還有之前那位重要的人對我說：
「無論是ADHD還是其他問題，
你還是那個你啊」時，我也是這麼想的。

# PART7 ADHD型人仍能過上幸福的生活

雖然這個特質很麻煩,但多虧於此,
有時也會遇到如珠寶般珍貴的溫柔境遇。
也許我的運氣都用在這上面了吧。

所以我應該絕對不會中樂透(所以我不買)。

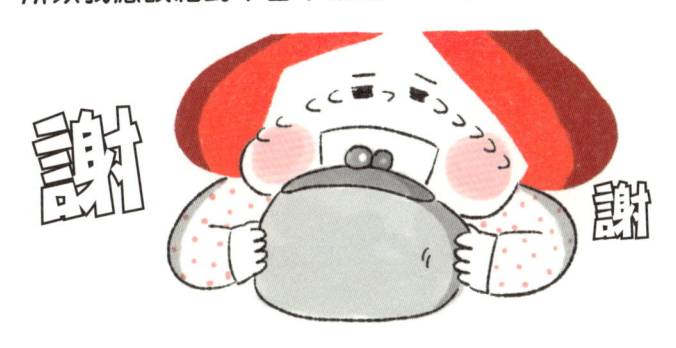

獲得幸福的關鍵句 ❾

**不要忘記「謝謝」。**

當讀完這本書後，
就算只有一個也好，
請試著實行其中一個方法吧。

什麼時候實行？
當然是現在囉。
咦？現在可是半夜喔。
那就把要做的事填進行事曆吧。
沒錯，就是現在。

然後明天一早，就開始做新的事情吧。
想做的時候，就應該立刻去做。
我們對即時性特別敏感，
所以就動起來吧。
沒錯，就是現在！

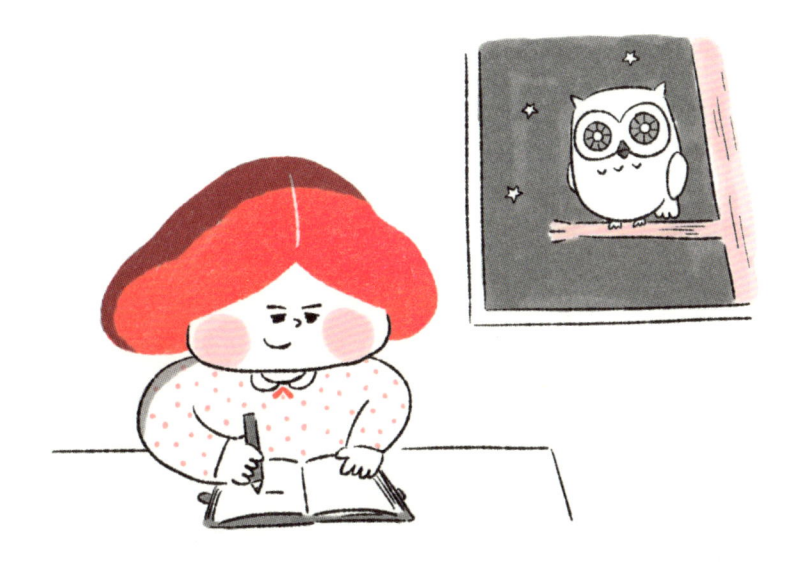

PART7 ADHD型人仍能過上幸福的生活

獲得幸福的關鍵句 ⑩

對ADHD來說即時度就是關鍵。
開始就趁現在！

**ADHD型人的「雖說如此」對談 ⑦**

# 為了讓ADHD型人明天也能活得幸福

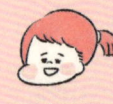

- 這本內容頗長的書,也終於來到尾聲了。最後我還想請教您一件事⋯⋯

- 什麼事?儘管問!

- 我**沒有接受ADHD的診斷**,是不是該去診斷一下比較好呢?

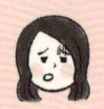

- 這確實滿令人煩惱的,但我認為都可以。
若**覺得「想弄清楚」的話,也可以去接受診斷**,但說不定會很難預約。

- 明明發展障礙的診所一直在增加,卻還是很難預約嗎?

- 專門診斷兒童的診所確實很多。但能幫大人診斷發展障礙的地方還是有限,可能也跟地區有關,不過似乎很多醫療機構都**「要等上半年」**。

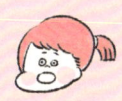

PART7 ADHD型人仍能過上幸福的生活

真的嗎！看來針對大人的ADHD措施還在發展中。

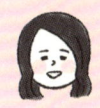

另外，就算去接受診斷，像妳這樣生活還能自理的人，通常也比較難診斷出病名。

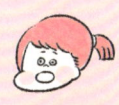

是嗎，那我反而想問問，接受ADHD診斷有什麼好處？

在問卷上也有寫到，我認為診斷後最大的好處，就是能理解**「之所以容易失敗，是因為大腦的特質，並非你做得不好」、「並不是所有事都能光靠毅力克服」**。從這個角度來看，妳應該已經明白了對吧？

確實，我知道這些失敗是來自於大腦的習性了！

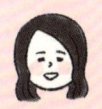

另外就是可以利用身心障礙保障名額轉職、申請身心障礙補助，還有申請身心障礙手冊等等。當有這些需求時，就需要診斷書。

那受到診斷之後，就要開始治療嗎？

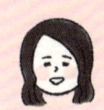

畢竟診斷是治療的第一步。通常會是**一個月1次的定期檢查和開藥**。

我很好奇您說的藥。吃了之後,就能更有效率地工作了嗎?

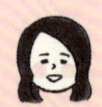

在日本,會開給成人的藥物有3種,每種都是用來調整大腦神經傳導物質機能的藥物。

也就是說能提升幹勁和專注力對吧?真想試試看。

但也有這麼一說。
**「藥物能幫助我們對事情專注,但並不會告訴我們該對什麼事情專注。」**

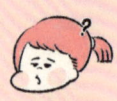

這是什麼意思?

大人不是常常有很多任務嗎?像是擬定計畫、整理東西、小心別太聒噪之類的。確實有人認為,光靠暫時調整大腦神經傳導物質的機能,來解決ADHD型人各種問題,似乎**「不夠全面」**。

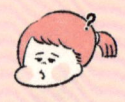

真的嗎,那該怎麼辦才好呢?

就像這本書中所介紹的內容那樣,像是時間管理、教導整理的訣竅、一起思考溝通方式等**心理社會治療**,開始受到廣泛關注。

PART7 ADHD型人仍能過上幸福的生活

- 這代表我已經在接受治療了的意思嗎?

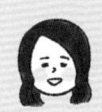

- 是否要接受診斷,可以再仔細想想再決定。
但還是繼續努力做時間管理、整理和聯誼吧!

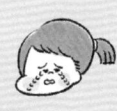

- 但我一想到結婚,就有點不安。我很喜歡現在的工作,不想辭職。但現在的日本社會,好像還是有種「家事和育兒是女性責任」的氛圍對吧。
**ADHD型人真的有辦法同時兼顧家事、育兒和工作嗎?**
另外,一想到萬一孩子像我……我沒自信能教好他。

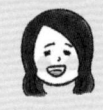

- 妳在說什麼啊!如果像妳,一定會是個活潑又直率的好孩子。而且現在**對ADHD孩子的支援愈來愈完善**,也有很多地方提供親子諮商,所以不用擔心。
實際上,**也有愈來愈多父母是在帶孩子去接受諮商時,才發現「原來我自己也是ADHD!」**

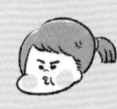

- 原來如此。不過我覺得自己還是沒辦法同時兼顧家事、育兒與工作。

說到底，本來就沒有道理要女生一個人負責所有家事和育兒工作。所以在結婚時，應該選擇那種願意「一起分擔這些事」的男生才對。

但即使如此，還是很辛苦。所以我**把不要過度逼自己當作第一原則**。

例如是怎麼做的呢？

我孩子還小的時候，**我每天傍晚6點半就睡了**。

咦？傍晚6點半？那根本還不到晚上吧？

因為我小孩很早就睡了，所以我也跟著早睡，

那晚餐怎麼辦？5點就吃嗎？

小孩大概那時間吃吧。但我就不吃了，我放棄晚餐。這樣寫可能會被某些專家罵，不過我真的沒辦法嘛。不過我早餐就吃很多喔！**早上5點就被肚子餓醒**，其實這樣也不錯啦。

老師，您其實還滿我行我素的耶……果然是ADHD型人的老師，請容我叫您一聲心靈摯友！

PART7 ADHD型人仍能過上幸福的生活

不過能吃得下的人還是要好好吃飯喔。雖然我自己也不值得當榜樣,但日本人不是常被說是做太多家事的民族嗎?其實偶爾偷懶一下也沒關係啦。不用那麼拼命準備飯菜,輕鬆過就好。

確實,我好像心情輕鬆了一些。

還有,我家有個規定,週末就算出去玩,**也一定要在傍晚6點前回到家。**回家後立刻整理行李、洗澡、睡覺。這就是不會累的祕訣。

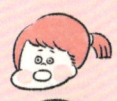

睡眠真的很重要。

沒錯。尤其是ADHD型人更應該好好睡覺。妳不是偶爾也會為了追訂閱的平台熬夜嗎?**好好睡一覺,早上神清氣爽地起床,笑一笑,一切就不會有問題。**

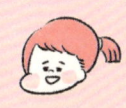

我知道了,師傅!如果我要結婚了,再來找您商量。先跟您說,我已經和戶外雜誌編輯部約好要去聯誼了。

加油喔!但要小心別喝太多。

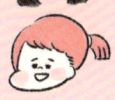

收到!

## 結尾

我是在2020年11月12日,接近年末時收到這本書的企劃。

當時,出版社希望我寫一本以「溫柔陪伴有ADHD特質的女性,並讓她們能夠幸福生活」為主題,且帶有插畫的作品。

我過去寫過的ADHD相關書籍,大多屬於實踐型的工具書和科普書。像這種讓人讀了能獲得鼓勵、並且平易近人的企劃,對我來說是全新的嘗試。

這本書並非描述擁有特定才能的ADHD患者成功的故事,也沒有涉及太多艱深的醫學術語。相反,它更具體、更容易執行,並且能解答許多自我疑問,幫助讀者過得更輕鬆。編輯近藤祥子小姐告訴我,她希望製作這樣一本書,我也深深感受到了她的熱誠。

我立刻就能與她產生共鳴。

因為我知道,這些女性在臨床上常常會向我提問的,正是這些問題。

而且,大家都在無意識中對自己說:「都是因為我太散漫,才會孤身一人」、「都是因為我懶,才會給別人添麻煩」、「因為我做事不牢靠,事情才會不順利」。

另一方面，我從專家的角度，見證了這些女性在得知ADHD的正確知識，並與同樣境遇的女性交流後，逐漸釋懷的過程。她們找回了自己，抬頭挺胸勇敢地過上自己的生活。

我個人一輩子能接觸到的女性有限，但如果出書，就能把這些內容傳遞給更多更多的人。我希望這些概念，能與可愛的插圖一同傳遞給更多人，因此才寫了這本書。

這本書的製作過程，實際上充滿了ADHD風格。負責規劃本書的神 素子小姐和編輯近藤小姐，為了這本書的概念和結構，從兩人住的東京，多次與住在福岡的我進行視訊通話。我們每次都像小學生一樣，眼睛閃閃發亮，討論著「如果加入這樣的內容不錯吧」，「不如乾脆直接這麼做吧」之類的想法。在歡笑聲中，我們常常把話題扯得很遠，但也因此激發了許多異想天開的點子，最終讓這本書得以誕生。我很高興能與他們一起完成這本書。

希望讀到這本書的你，能夠擺脫隱形的女性規則，放下無謂的罪惡感，活出自我，抬頭挺胸地過生活。

２０２１年２月

中 島 美 鈴

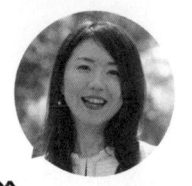

## 中島美鈴

1978年出生於福島縣。為國家心理師、臨床心理師、心理學博士。經歷於肥前精神醫療中心、東京大學、福岡大學等的工作經驗，現在在九州大學人類環境學研究院，以學術研究協力員的身份，針對成人期的ADHD認知行為療法做研究及輔導。著作包括《もしかして、私、大人のADHD？認知行動療法で「生きづらさ」を解決する～》（光文社）、《ADHDタイプの大人のための時間管理ワークブック》（ともに星和書店）等，總共32本。目前在朝日digital連載認知行為療法專欄。

---

### 謝詞

關於 ADHD 經驗談，
我透過 OTONA SALONE
（http://otonasalone.jp/），
獲得許多協助填寫問卷。謝謝。

---

| 設計 | 喜來詩織（エントツ） |
|---|---|
| 封面・內文插畫 | meppelstatt |
| 排版 | 鈴木庸子（主婦の友社） |
| 編排 | 神素子 |
| 責任編輯 | 近藤祥子（主婦の友社） |

ADHD 脳で困ってる私がしあわせになる方法
© Misuzu Nakashima 2021
Originally published in Japan by Shufunotomo Co., Ltd.
Translation rights arranged with Shufunotomo Co., Ltd.
Through CREEK & RIVER Co., Ltd.

## 告別內耗！
### ADHD型人重拾自信的七堂課

出　　版／楓葉社文化事業有限公司
地　　址／新北市板橋區信義路163巷3號10樓
郵 政 劃 撥／19907596　楓書坊文化出版社
網　　址／www.maplebook.com.tw
電　　話／02-2957-6096
傳　　真／02-2957-6435
作　　者／中島美鈴
翻　　譯／李婉寧
責 任 編 輯／吳婕妤
內 文 排 版／楊亞容
港 澳 經 銷／泛華發行代理有限公司
定　　價／400元
初 版 日 期／2025年7月

國家圖書館出版品預行編目資料

告別內耗！ADHD型人重拾自信的七堂課／
中島美鈴作；李婉寧譯. -- 初版. -- 新北市：楓
葉社文化事業有限公司, 2025.07　面；　公分
ISBN 978-986-370-823-0（平裝）

1. 注意力缺失 2. 過動症

415.9894　　　　　　　　　　　114007372